AF453846

AUX MÉDECINS ET AUX GENS DU MONDE

LES VÉRITÉS DE LA MÉDECINE ANCIENNE

OPPOSÉES AUX ILLUSIONS

ET AUX PRÉTENTIONS DE LA MÉDECINE MODERNE

CRITIQUE DE LA MÉTHODE SUIVIE PAR LES MÉDECINS

DANS LE TRAITEMENT DE LA MALADIE DE M. GAMBETTA

Par M. N. Victor JACOB

Médecine, pauvre science !
Médecins, pauvres savants !
Malades, pauvres victimes !

« C'est en victime de la vieille médecine
que je parle ; j'ai sur elle le droit de médisance et j'en use.

« Car j'ai le triste avantage d'être habituellement malade, en même temps que
médecin..... victime et bourreau. »

(Dʳ FRAPPART.)

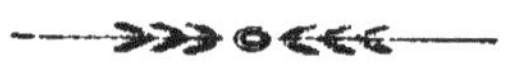

DÉPOT

CHEZ L'AUTEUR, AVENUE VICTOR-HUGO, Nº 7

Au Parc Saint-Maur (Seine).

1885

LES

VÉRITÉS DE LA MÉDECINE ANCIENNE

PARIS. — IMPRIMERIE MOQUET, RUE DES FOSSÉS-SAINT-JACQUES, 11

AUX MÉDECINS ET AUX GENS DU MONDE

LES VÉRITÉS DE LA MÉDECINE ANCIENNE

OPPOSÉES AUX ILLUSIONS

ET AUX PRÉTENTIONS DE LA MÉDECINE MODERNE

CRITIQUE DE LA MÉTHODE SUIVIE PAR LES MÉDECINS

DANS LE TRAITEMENT DE LA MALADIE DE M. GAMBETTA

Par M. N. Victor JACOB

Médecine, pauvre science !
Médecins, pauvres savants !
Malades, pauvres victimes !

« C'est en victime de la vieille médecine
que je parle ; j'ai sur elle le droit de médisance et j'en use.

« Car j'ai le triste avantage d'être habituellement malade, en même temps que
médecin..... victime et bourreau. »

(Dr FRAPPART.)

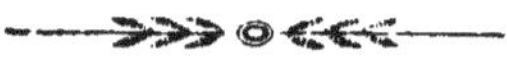

DÉPOT

CHEZ L'AUTEUR, AVENUE VICTOR-HUGO, N° 7
Au Parc Saint-Maur (Seine).

1885

AVANT-PROPOS

L'auteur de ce petit travail n'est pas médecin ; il n'est cependant pas tout à fait étranger aux sciences dont se composent les études du médecin. Jeté sans ressources et dans un moment critique sur le pavé de Paris, il se vit forcé de demander un asile à la pharmacie ; cet asile lui fut accordé. C'est là qu'il se forma pour ainsi dire de lui-même aux observations délicates, aux combinaisons si difficiles de l'art de préparer les médicaments. Mais si, jusqu'à présent, il n'a jamais donné de preuves de sa capacité, s'il ne peut se prévaloir d'aucun titre scientifique quelconque, il est un autre titre qui le recommande à l'attention de ses lecteurs ; c'est celui d'avoir été formé à l'école du malheur. C'est bien là où l'on puise les meilleures leçons.

Il peut donc traiter les matières qui font l'objet de cet écrit en connaissance de cause, il peut les traiter comme un homme dont toutes les illusions sont tombées une à une, comme un homme dont l'éducation, comme médecin, est faite depuis longtemps.

C'est une singulière maladie que celle dont est atteint, depuis son bas âge, l'auteur de cet écrit ; la médecine ne trouverait pas en fouillant dans toutes ses annales un cas analogue; et en faisant l'histoire détaillée de cette maladie, l'auteur ferait, on peut en être bien convaincu, le plus beau traité de médecine que la science puisse posséder. Cela n'entre pas dans son plan ici. Il ne fera qu'en donner une légère idée. Il lui suffira de dire que cette affection qui le tourmente depuis si longtemps s'est développée vers l'âge de neuf à dix ans (l'auteur en a trente-huit maintenant) à la suite d'excès de fatigues dans les travaux de culture auxquels il se livrait avec trop d'ardeur pour son âge. Ces excès se continuèrent jusqu'à l'âge de dix-huit ans, où il cessa tout à fait de travailler, ne pouvant plus se tenir sur ses jambes. Étant d'une constitution herculéenne, d'un tempérament extrêmement sanguin, les forces se portèrent avec une violence inouïe vers les parties supérieures; elles irritèrent ces parties, elles troublèrent la circulation des esprits animaux. L'ascendant que ces parties acquirent sur l'ensemble des autres fonctions organiques détermine parfaitement le caractère de cette affection; l'activité immodérée de ces organes, toujours entretenue aux dépens des autres, devait détruire à la longue l'équilibre d'action et de mouvement qui doit subsister entre eux, et cette harmonie, ce parfait accord sur lesquels est fondée la santé. De là l'origine de ma maladie.

Un des nombreux médecins que je consultais à cette époque, M. le docteur Maréchal de Norroy-le-Sec, pourrait affirmer que je lui soutenais avec une force de langage qui dénotait une conviction bien profonde, qu'il y avait quelque chose là dedans qui ne circulait pas. Lorsque je fis à ce médecin cette réflexion, je vis son visage changer de couleur. Il me répondit: —

Oh ! vous êtes d'une bonne constitution, d'une très bonne constitution.

Une pareille aventure, à peu près, m'est arrivé en 1869 avec M. Dufay, médecin au 39ᵉ de ligne ; j'étais alors en garnison à Cambrai. J'allais quelquefois à la visite de ce médecin, où je ne me faisais pas faute de l'entretenir des théories de Broussais sur l'inflammation. Un jour, en traversant le pont du fossé de la citadelle de Cambrai, je le rencontrai ; je fus vers lui, je l'accostai et lui demandai la permission de converser un peu avec lui ; ce qu'il m'accorda très volontiers. J'insistais sur la nécessité de susciter la fièvre, de convertir ma maladie en lui donnant le caractère aigu pour pouvoir la guérir. Je ne vous dis pas, monsieur, lui dis-je, que j'ai une affection pour mourir ; je vois la marche de ma maladie ; j'étudie Bordeu et Dumas. Ces paroles, prononcées avec une certaine animation, produisirent une certaine impression chez ce médecin ; je vis également son visage changer de couleur. Si M. Dufay vit encore, et que cet écrit lui tombe entre les mains, il pourra attester la véracité du fait que je raconte.

Ces détails dans lesquels je viens d'entrer sont nécessaires pour établir que, quoique n'ayant aucun titre. l'auteur néanmoins n'est pas le premier venu en médecine. Le fait même qu'il existe encore prouve qu'il est un homme habile ; il prouve également que le principe de la vie peut tellement s'accoutumer à une lésion grave, pourvu qu'elle se développe peu à peu, que l'influence nerveuse se conserve presque entière dans des organes dont la même lésion aurait détruit la vie si elle était survenue tout à coup. Ce cas pathologique, qui se traduit par un état d'éré-

tisme nerveux tout particulier, surtout sous l'influence
de certaines constitutions médicales, a développé chez
lui une sensibilité tout à fait extraordinaire : il n'a
jamais pu supporter le moindre médicament. C'est au
point qu'il disait un jour à un pharmacien, en lui
montrant de la petite centaurée : « on croit que les
plantes ne recèlent dans leurs parties aucun principe
actif : c'est une erreur. Si je prenais pendant trois
jours de suite une simple infusion de petite centaurée,
je ne pourrais plus me tenir sur mes jambes. » Cela
était vrai. Les autres plantes que j'ai essayées m'ont
donné les mêmes résultats : la douce amère, les racines
de patience, de bardane, la gentiane, etc., etc., agissent toutes de la même façon ; leur action se traduit
toujours par une excitation très forte qui a pour effet
d'augmenter l'éréthisme du système nerveux.

On voit donc que l'auteur s'est formé lui-même par
une observation continuelle et réfléchie de tous les
phénomènes que lui a présenté le cours de sa trop
longue maladie. Il a observé pendant plus de vingt-
cinq ans ; il peut parler aujourd'hui ! Il est arrivé à
un âge où il lui est permis d'avoir une opinion, et de
pouvoir produire sa façon de penser sur la médecine :
on n'est plus en droit de forcer son suffrage par l'autorité. Le système des connaissances qu'il s'est formé,
et dont la racine tient à une profonde méditation des
lois et des phénomènes de l'économie animale, est
également le résultat d'une observatiou continuelle
et réfléchie, et surtout du genre d'observation le plus
sûr et le plus lumineux : c'est celui dont on est soi-
même l'objet. Il est entièrement fixé sur la portée de
l'action des médicaments, non seulement par rapport
à lui, mais encore par rapport à tous ceux qu'il a pu

mesurer à son aune ; il sait où cette action commence, il sait où elle finit. Le point de vue particulier où il s'est placé l'a conduit à envisager l'état de santé et celui de maladie sous des faces qui ne sont plus aperçues par les fauteurs systématiques, par les manieurs de microscopes, de thermomètres et autres instruments de physique, de nos jours. C'est dire qu'il est peu satisfait de l'explication que l'on donne des phénomènes de l'économie animale dans les écoles : il ne croit pas un seul mot de tout ce qu'on y enseigne avec tant d'éclat ! Il croit pourtant à la science, mais il ne croit nullement à celle des autres, pas même à celle des grands médecins de Paris ; il ne croit qu'à la sienne. Que l'on jette donc un peu les yeux sur les programmes des examens que les élèves doivent subir pour leur réception, et que l'on fasse la part du temps qu'ils sont obligés de consacrer à l'étude des questions de chimie, de physique, au maniement du microscope, du thermomètre, etc. ; en un mot, de ce que l'on est convenu d'appeler les sciences accessoires, et l'on verra qu'il ne reste presque plus de temps pour étudier la médecine. On ne retrouve plus dans ces enseignements cette nature que les anciens se plaisaient tant à observer, mais des idées vagues et abstraites qui se jettent, pour ainsi dire, à côté des questions fondamentales et n'y touchent pas. Aussi, la médecine exercée dans les conditions où elle l'est aujourd'hui n'est plus qu'un défi jeté à la crédulité publique.

Il est une autre méthode d'étudier la médecine ; cette méthode admet pour premier principe, la nécessité d'étudier les lois de la vie par l'observation des êtres qui les possèdent. C'est cette méthode que j'ai suivie. En analysant les phénomènes de l'organisme, j'ai cru pouvoir les réduire à la sensibilité, considérée comme propriété inhérente aux organes, comme étant l'essence de l'animalité, et le principe général auquel doivent se rapporter toutes les fonctions du corps. Cette sensibilité fait la vie des nerfs; elle paraît être la suite nécessaire de leur constitution de leur position et de leur modification dans le corps ou dans ses parties, lorsqu'elles ne sont pas entièrement privées des conditions sans lesquelles la vie ne peut se montrer ni exister. J'ai cru n'apercevoir, dans ces phénomènes, que l'action nerveuse et les esprits animaux; qu'un organisme dirigé par la senlibilité et par le feu de la vie. J'accorde au système nerveux la prééminence sur tous les autres systèmes d'organes de l'économie animale. La force du fluide qui s'irradie du cerveau, pour se répandre, par le moyen des nerfs dans toutes les parties du corps, ne pourra jamais être soumise au calcul; car le coup de tampon d'une locomotive qui met en mouvement un train de marchandise, composé de quatre-vingts wagons, n'est pas à comparer à l'action dynamique des nerfs.

Je connais cette sensibilité et ses lois, je connais la sensibilité modifiée dans chaque organe auquel elle donne une vie propre. C'est le principe qui anime les êtres vivants : sentir, c'est vivre. Au moyen de la sensibilité on peut donner l'explication de tous les phénomènes de l'économie animale : toutes les autres propriétés se confondent en elle, ou ne sont que des modifications du même principe; elle les personnifient toutes. Le règne de cette sensibilité est des plus étendu, il revient dans tous les fonctions, elle les dirige toutes, elle domine sur les maladies; elle conduit l'action des remèdes, enfin elle varie et se modifie différemment dans presque toutes les parties. La sensibilité est donc un principe démontré, sur lequel doit être fondé le système de l'économie animale ; elle est le moteur de la machine ; c'est elle qui lui donne l'accroissement et la vigueur. Elle est l'instrument par lequel s'opèrent les principales fonctions du corps, enfin toutes les fois qu'un organe entre en jeu, c'est à la faveur de la sensibilité, et il n'est pas une seule partie, dans l'économie animale, qui ne demande pour remplir sa fonction, le concours de ce principe ; les fonctions qui, au premier coup d'œil, paraissent même les plus passives, dépendent encore de la sensibilité.

En saisissant cet aspect général du jeu de l'économie animale, on voit toutes les parties organiques se correspondre, et modifier diversement leurs fonctions relatives : en même temps on découvre la chaîne qui lie ces fonctions, les rapports qui les unissent, le ressort qui en est le premier mobile, et la cause générale qui les produit.

Ces principes appliqués au physique des fonctions, donnent à la médecine une théorie générale dont elle ne pourrait se passer ; ils paraissent être aussi une source plus étendue et plus féconde d'indications pour le traitement des maladies, et propres surtout à guider le praticien dans cette route épineuse, sans l'assujettir à des méthodes que l'expérience ne désavoue que trop souvent.

La considération de cette sensibilité est donc de la dernière importance tant pour la théorie que pour la pratique de la médecine, et si quelque chose peut conduire celle-ci à sa perfection, ce sera l'attention qu'on aura de ne jamais perdre de vue ce ressort intérieur qui régit les êtres animés.

Voilà le fond de mes idées touchant les vrais principes de l'économie animale. Je défie ici à n'importe quel médecin? d'oser me contredire sur ce point; mon opinion bien tranchée a fait ses preuves depuis plus de vingt ans que j'étudie, que je médite sur ce sujet.

Ces diverses considérations auxquelles je me suis livré, jusqu'à présent, et qui n'ont aucun rapport avec l'objet de cet écrit, étaient cependant nécessaires afin de mettre en relief les circonstances à la faveur desquelles j'ai cru pouvoir me former une opinion en médecine. Aux médecins à qui ces explications ne suffiraient pas, comme devant suppléer aux titres, et qui seraient assez téméraires pour oser demander : qui êtes vous? je leur répondrai : — Je suis celui qui juge tous les autres (1).

Quant à cet écrit, s'il n'est pas positivement origi-

(1 Pour ne pas avoir l'air si vagabond, j'eusse pu prendre le titre de chimiste; ce titre n'ayant pas besoin de diplôme. J'ai d'ailleurs déclaré vouloir exercer cette profession pour faire l'analyse des substances alimentaires : et j'ai obtenu de M. le Préfet de police, à la date du 27 mai 1880, un récépissé de cette déclaration, et l'autorisation, conformément à l'ordonnance royale du 29 octobre 1846, concernant les substances vénéneuses, de me procurer tous ces produits. J'ai de plus subi une épreuve qui m'y eût donné quelque apparence de droit. Il me souvient encore d'avoir pris part au concours ouvert, pour l'emploi d'expert-inspecteur, au laboratoire de chimie, à la Préfecture de police de Paris. J'avais obtenu le nombre de points plus que nécessaire pour être nommé, le maximum des points!... pas un seul mauvais point! cela m'a été avoué indirectement par le chef du personnel de la Préfecture de police, avec qui j'ai eu une altercation assez vive à ce sujet. C'est égal, il n'a pas eu gain de cause avec moi: ce n'est pas lui qui a remporté la victoire! Je lui avais déclaré que je ferais l'histoire de ce concours, et que je la ferais à mon point de vue. J'avais tenu parole. C'est par une circonstance indépendante de ma volonté que cette histoire n'a pas été publiée.

nal pour le fond des matières qu'on y traite, il l'est du moins par la forme et le plan que l'auteur lui a donnés. Les matériaux en ont été puisés dans les vieux livres de médecine. Il ne s'agissait pas ici d'innover un nouveau système, de créer quelque chose enfin, l'auteur en serait absolument incapable ; il l'avoue ici sans aucune espèce d'affectation. Il est bon pour juger, mais il ne vaudrait rien pour créer. Il faudrait pour cela qu'il soit guéri ; or, cette guérison ne pourra s'obtenir que par le moyen d'une crise. Je commence à diriger les forces de manière à pouvoir la produire.

En attendant que cet événement arrive, je conviendrai volontiers que je suis un drôle de phénomène. Les pharmaciens chez qui j'ai travaillé, à Paris surtout, en conviendront également. Je pourrais très bien ici citer leurs noms ; aucun ne s'aviserait de me démentir. Il en est un entre autres, qui ne reste pas bien loin des Tuileries, qui a été autrefois un des pharmaciens de l'empereur, et qui a pu m'observer de près, étant resté chez lui assez longtemps ; de même qu'un médecin qui reste dans la même maison que ce pharmacien, et qui jouit d'une certaine réputation comme homme de science ; ce médecin venait assez souvent me regarder en face et de profil à la pharmacie. Je lui avouerai ici que je ne suis pas du tout partisan des médicaments qu'il prescrit.

Ces messieurs ont donc pu observer à ce moment, que j'étais la véritable image de la tristesse, insensible à toutes les idées agréables, incapable d'entrer dans aucune conversation suivie sur quoi que ce soit, ayant perdu presque entièrement la mémoire, recherchant toujours la solitude, de préférence dans les bois, de façon à pouvoir interroger cette nature qui, semblable aux anciens oracles des dieux, semble se communiquer plus aisément aux hommes dans le fond des déserts; ne paraissant enfin un être animé et doué de vie que lorsque j'entends de la musique ou le son des cloches, car mon corps n'étant composé que de nerf, il faut peu de chose pour m'émouvoir, pour m'enthousiasmer.

Les recherches auxquelles j'ai dû me livrer pour tâcher de découvrir la nature de cette affection bizarre à laquelle je suis en proie depuis si longtemps, me permettent de la considérer comme ayant eu pour point de départ, une gêne, un trouble, un arrêt dans la circulation des esprits animaux. Ces esprits me paraissent fixés sur quelques membranes qui enveloppent les nerfs; ils ne circulent pas; les muscles de ma tête ne reçoivent plus depuis longtemps l'influence de ces esprits; je disais ironiquement aux gens de la campagne que je n'avais plus de sang dans la tête, cela voulait dire que le fluide nerveux, que les esprits animaux ne circulaient plus dans cette partie. Voilà la véritable nature de ma maladie. Pour n'avoir aucun rapport avec les notions courantes professées dans les écoles, cette définition n'en est pas moins des plus exactes. Je défie ici les grands pathologistes de la capitale d'y voir autre chose; car j'ai la prétention d'en savoir un peu plus qu'eux à ce sujet. Que dis-je!... J'en sais même plus que n'en savait le grand Hippocrate! J'en sais davantage sur ce point, que les quatre à cinq cent mille volumes qui composent aujourd'hui la bibliothèque médicale au xix⁰ siècle. Il n'y a que la coction de ces esprits il n'y a qu'une crise **qui pourront déplacer cet embarras. Je me prépare** à subir cette crise. Plusieurs indices me font croire qu'elle aura lieu bientôt. J'attends avec fermeté, avec courage et bon espoir, et Hippocrate à la main qu'elle se produise pour pouvoir dire : je suis guéri.

Frappé donc, à la suite des études auxquelles j'ai dû me livrer, de l'étendue et de la fécondité des principes des anciens médecins sur la doctrine des crises, en ayant déjà reconnu par l'observation, la justesse et l'utilité dans beaucoup de cas; et d'un autre côté pleinement convaincu de l'insuffisance ou du danger des théories ordinaires qu'on enseigne dans les écoles, j'ai cru que ce serait bien mériter du public et des médecins que de réveiller leur attention sur un objet qui en est si digne, et de tâcher de les tirer de cette sécurité si contraire au progrès des sciences qui les attache aux opinions qu'on professe en matière d'enseignement classique.

C'est avec de tels sentiments que j'entreprends aujourd'hui de remettre dans son vrai point de lumière une vérité de fait destinée à répandre le plus grand jour sur la pratique de la médecine et à donner la clef des phénomènes qui terminent le plus grand nombre des maladies.

J'ai fait, en quelques endroits de ce travail, la critique de la méthode adoptée par les médecins pour traiter la maladie de M. Gambetta. C'est un pur hasard qui m'a fait tomber entre les mains, dans le mois d'octobre de l'année 1883, la relation de cette maladie; j'ignorais complètement qu'un rapport eût été fait. C'est en passant sur les quais, près d'un bouquiniste, que j'aperçus ce travail. Tiens ! lui dis-je, vous avez un rapport sur la maladie de M. Gambetta ! je vais l'acheter et l'examiner. — Ah! oui, c'est cela, me répondit-il; je l'examinerai aussi, moi!

J'avais pensé consacrer un chapitre particulier sur la fin de cet écrit, à l'examen des opinions des auteurs qui se sont occupés de cette maladie. Des circonstances de famille qui me forcent encore une fois (ce qui prouve que cela m'est déjà arrivé) de quitter précipitamment la maison paternelle ne me permettent pas de donner suite à mon projet. Mais parmi ces auteurs, il en est un dont les opinions sur ce sujet sont en parfaite conformité avec celles que j'émets dans le cours de ce travail. C'est M. Fried. Herm. Albers, professeur de médecine à l'Université de Bonn qui, dans une petite monographie sur l'*Histoire de l'inflammation du cæcum* (typhlitis) publiée en 1839 s'exprime ainsi à l'occasion de la terminaison de cette affection :

« *La terminaison par résolution* est la plus ordinaire. La typhlite aiguë se comporte en général comme l'inflammation de la muqueuse intestinale (*plegmimenitis enterica*) qui, presque toujours, se termine par la guérison. Cette terminaison *est toujours précédée de crises*. L'excrétion de sang, de mucosités visqueuses, jaunes, ne peut être regardée que comme critique; plus elle est abondante, plus la maladie marche rapidement vers la résolution complète. Souvent aussi on remarque en même temps des sueurs critiques et un dépôt critique dans les urines.

« Lorsque ces crises sont peu marquées, il reste très souvent un faible degré d'inflammation qui entretient une diarrhée permanente et difficile à guérir. C'est alors que nous voyons l'inflammation aiguë donner lieu à une inflammation chronique. Il n'y a aucun doute sur le *caractère critique* de ces excrétions, puisque toujours elles se manifestent à une époque déterminée de la maladie. Jamais je n'ai vu cette exsudation être suivie d'induration; ce mode de terminaison n'a même été noté par personne. Une terminaison heureuse est ordinairement annoncée par l'exsudation à la surface de la muqueuse. »

Voilà un langage qui prouve, en termes non équivoques, l'utilité des crises pour la terminaison heureuse de cette maladie; cette théorie conduirait à l'adoption d'une méthode de traitement peu active. Mais les grands médecins de Paris ne conviendront jamais qu'ils sont inutiles auprès d'un malade qu'après avoir essayé sur lui (Dieu sait avec quels succès !) toutes leurs sales drogues puantes et dégoûtantes. Leur confiance, en prescrivant le sulfate de quinine, était celle du fils de Dédale, lorsqu'il prit des mains de son père les ailes artificielles, ignorant le péril où son inexpérience l'entraînait. Autant vaudrait, pour le malade, allumer des cierges et se recommander à Dieu.

Les fautes commises par ces médecins, dans le traitement de la maladie de M. Gambetta, ressortent d'ailleurs parfaitement de la lecture des passages que je cite de Baglivi et de Bordeu. Le lecteur en jugera.

CHAPITRE PREMIER

LA MÉDECINE OFFICIELLE DEVANT LE TRIBUNAL DES MÉDECINS ET DU PUBLIC

« Je pense qu'il vaut beaucoup mieux ne pas passer aux yeux du vulgaire pour fort habile, en prescrivant beaucoup de remèdes et en tuant les malades, que de paraître un médecin ordinaire, en les guérissant sans remèdes : les succès constants du médecin qui gagne du temps en temporisant, lui feront à la longue, une réputation sûre et brillante ; tandis qu'on se lassera de mettre sur le compte des maladies les mauvais succès des médecins qui accablent leurs malades de drogues » (1).

M. Desbrest a sans doute été frappé de la vanité de cet axiome, *sola remedia sanant* (les remèdes seuls guérissent) qui a inutilement importuné et fait malheureusement périr tant de monde. Il serait bien à désirer que les médecins méditassent plus souvent cette maxime de pratique de Baglivi, et qu'ils en fissent une

(1) Desbrest. *Journal de médecine, chirurgie, pharmacie*, etc., année 1765 ; t. XXIII, p. 231.

application continuelle au lit des malades : si ceux qui ont soigné M. Gambetta dans sa dernière maladie s'étaient inspirés de ces paroles, ils n'eussent peut-être pas tant multiplié les doses de sulfate de quinine qu'ils lui ont fait prendre : remède qui a contribué, plus que le mal lui-même,à conduire la maladie dont il est mort à son dénouement fatal. C'est ce qu'il s'agit d'examiner, dans cet écrit.

Eh quoi ! Illustres docteurs, diplômés et patentés !... quels beaux titres !.. vous ignoriez donc que Bordeu avait dit : « Je me crois aujourd'hui en droit de publier qu'on multiplie trop les remèdes et que les meilleurs deviennent perfides à force de les presser. Cette profusion de médicaments rend la maladie méconnaissable, et forme un obstacle sensible à la guérison. La fureur de traiter les maladies en faisant prendre drogues sur drogues ayant gagné les têtes ordinaires, les médecins sont aujourd'hui plus nécessaires pour les empêcher et les défendre, que pour les ordonner.....

Il me semble entendre crier la nature : « Ne vous pressez point ; laissez-moi faire ; vos drogues ne guérissent point, surtout lorsque vous les entassez dans le corps des malades ; c'est moi seule qui guéris. Les moments qui vous paraissent les plus orageux sont ceux où je me sauve le mieux, si vous ne m'avez pas ôté mes forces. Il vaut mieux que vous m'abandonniez toute la besogne que d'essayer des remèdes douteux. Voilà, je crois, le meilleur spécifique et la meilleure méthode possible pour le traitement des fluxions de poitrine. Elle a même ceci de bon, c'est qu'elle peut servir à bien d'autres maladies. C'est le vrai *catholicum*, la véritable panacée que toutes les sectes ont cherchée du plus au moins, et que tous les médecins ont toujours eue sous la main, sans avoir même pensé à l'employer. Quelqu'un jugera peut-être à propos d'en faire usage. — Il faut, dans ce cas-là, qu'il fasse vœu de ne jamais donner aucun remède sans une indication évidente » (1).

Eh bien ! c'est ce spécifique, c'est cette méthode que j'eusse voulu voir appliquer au cas particulier de M. Gambetta, de même que je voudrais voir appliquer au traitement de toutes les maladies aiguës en général. En agissant ainsi on ne s'exposerait pas à troubler la nature dans ses opérations, et on aurait de plus l'avantage de se conformer au plan de pratique que s'était formé Hippocrate pour le traitement de ces maladies ; plan qui a été adopté par tous les grands médecins qui sont venus après lui : Galien, Boerhawe, Sydenham, Baillou, Duret et Houiller, etc., étaient tous partisans de la médecine expectante. Ce système d'expectation fait la base des *Prénotions de cos* ; il deviendra la règle de tous les grands médecins de l'avenir.

Si l'on voulait avoir l'opinion d'un grand homme, quoique non médecin, mais qui assurément était digne de l'être, sur cette question de l'opportunité des médicaments, il n'y aurait qu'à citer Napoléon Ier. « Docteur, disait-il, pas de drogues : je vous l'ai dit bien des fois, nous sommes une machine à vivre, nous sommes organisés pour cela ; c'est notre nature. N'entravez pas la vie, laissez-la se défendre ; elle fera mieux que vos médicaments. . . . .

____

(1) Bordeu. *OEuvres complètes*, etc., par M. Richerand, 1818, t. II, p. 794-795.

Vos sales préparations ne sont bonnes à rien. La médecine est un recueil de prescriptions aveugles qui tuent le pauvre, réussissent quelquefois au riche, et dont les résultats, pris en masse, sont bien plus funestes qu'utiles à l'humanité. Ne me parlez plus de ces belles choses ; je ne suis pas homme à potions. » Et puis se félicitant d'avoir échappé aux remèdes : « La patience valait au moins les pilules ; le docteur devait être convaincu de son efficacité..... » Quand on lui présentait des pilules, il les repoussait et disait ironiquement : « L'effet en est si sensible, que ce n'est pas la peine ; serrez-les : je regorge de santé depuis que j'en prends. Si je dois mourir, je veux du moins que ce soit de maladie.....

Laissez-moi avec vos médecines ! Je vous ai déjà dit cent fois qu'elles ne valent rien ; je connais mieux que vous ma maladie et mon tempérament . . . . .

A d'autres, disait-il alors dans son impatience ; j'ai déjà trop pris de votre cuisine, je n'en veux plus. »

Il finissait toujours par son adage, que rien n'était funeste comme les remèdes pris à l'intérieur.

« Mais, sire, lui disait le docteur Antommarchi, les remèdes ! Votre majesté consentira-t-elle à les prendre ? — Ah ! répliqua-t-il d'un ton qui peignait son excessive répugnance, cela est peut-être au-dessus de mes forces : c'est une chose inouïe que l'aversion que je porte aux médicaments. Je courais les dangers avec indifférence ; je voyais la mort sans émotion, et je ne peux, quelque effort que je fasse, rapprocher de mes lèvres un vase qui renferme la plus légère préparation. Mais c'est qu'aussi je suis un enfant gâté qui n'ai jamais eu affaire de médecine. » S'adressant ensuite à Mme Bertrand : « Comment faites-vous pour prendre toutes ces pilules que vous prescrit sans cesse le docteur ? — Je les prends sans y penser, lui répondit-elle, et je conseille à votre Majesté d'en faire autant. » Napoléon secoua la tête pour réponse (1).

Il ne sera pas dit que le grand homme n'ait laissé des traces de son génie dans les divers genres qu'il n'a qu'effleurés ; ce jugement qu'il porte sur l'action des médicaments, marque évidemment sa supériorité vis-à-vis de bien des docteurs plus ou moins célèbres de notre époque qui ont dû souvent payer leur tribut à cet empressement qu'ils ont d'instrumenter et de vouloir maîtriser la maladie ; et qui ignorent que le meilleur moyen de commander à la nature, c'est de savoir d'abord lui obéir.

Napoléon ne serait certainement pas désavoué par Tronchin, lui qui écrivait à Tissot : « Je gémis du désordre où je trouve ici le plus utile, le plus nécessaire, le plus beau, le plus dangereux des arts. Le temps et les Arabes ont fait moins de mal à Palmyre, que l'ignorance des médecins n'en a fait ici à la médecine. Libre de toute règle et sans lois, elle est devenue un fléau d'autant plus affreux qu'il frappe sans cesse. Il faut que le souverain y mette ordre, ou en redressant les abus, ou en défendant, sous de rigoureuses peines, l'exercice d'un art si funeste ; ou, enfin, en ordonnant dans tous les temples des prières publiques. L'exil fournirait sans doute un moyen plus prompt, etc. »

Et M. Rast, savant médecin de Lyon, applaudirait sans doute au même jugement de Napoléon et des

---

Broussais. *Examen des doctrines médicales*, etc., 3e édit. t. III, p. 304 et suiv. — *Histoire de la maladie de Napoléon*, etc., par le Dr Gaubert.

autres médecins. « Si jamais je puis m'expliquer avec vous (Tissot) sur la médecine, que de mal n'en dirai-je pas ? nous nous tuons de peine pour apprendre l'art le plus difficile et le plus incertain ! Je voudrais arracher de vous l'aveu que bien des vieux praticiens m'ont fait et ont fait à d'autres, que c'est un métier où on ne voit goutte, où on croit atteindre le port, tandis qu'on est prêt à faire naufrage. Toutes ces réflexions font souvent languir en moi le goût du travail. Mon voyage sera trop court pour ma satisfaction, car je voudrais oublier les misères de la pratique pour laquelle je n'étais pas né, et je ne le puis pas. Je vous écrivais ceci dans le temps que deux malades auxquels je m'intéressais allaient mal; comme ils vont mieux, je reprends courage, j'apprécie mieux le pouvoir de la médecine, qui, entre nous, n'est cependant pas bien étendu et veut être placé dans des mains aussi prudentes que savantes pour qu'il soit utile. C'est toujours le compte de M. Tronchin : « **La médecine a fait plus de maux que de biens au genre humain...** »

Tout ce que j'ai prétendu dire, c'est qu'il me paraît vraisemblable que si l'on eût abandonné l'homme à son instinct, il y aurait eu plus de maladies guéries qu'avec tous les secours que portent les femmelettes, les barbiers et les médecins. Ce qui fait que, tout calculé, l'invention de la médecine a été nuisible au genre humain.....

J'ai vu beaucoup de malades guéris, à qui la médecine n'avait été qu'un faible secours; des morts auxquels elle avait été, avec non moins de fondement, nuisible, et enfin des maladies chroniques qui me paraissaient le fruit d'un mauvais traitement. Je n'affir-

merai pas que la nature elle seule n'eut pas produit
plus de maux ; je me contente de me défier de mon
art et de mes lumières ; je ne me flatte pas d'avoir été
bien utile au malade quand il guérit, et je crains de
lui avoir nui quand il meurt. Cette perplexité rend
la pratique fatiguante pour moi et utile à mes malades......

Je tâche de ne pas nuire si je ne puis être utile ;
quelquefois je m'amuse en faisant une table qui ras-
semble les contradictions des célèbres médecins, etc..»

Ce langage de M. Rast prouve que tout croire et
tout nier en médecine, sont deux extrémités également absurdes, et qui n'ont d'autres sources que le
défaut d'examen. Quand on croit tout, la moindre
vraisemblance paraît une vérité ; le plus léger nuage,
au contraire, est une obscurité complète pour celui
qui doute de tout. La crédulité aveugle est le partage
des ignorants et des sots ; l'incrédulité opiniâtre est
le fruit des préjugés, de la fausse doctrine et d'une
orgueilleuse jalousie ; le doute méthodique et réfléchi
est l'apanage des sages. L'intention de M. Rast n'est
pas d'augmenter la sécurité des médecins ; en général, les ouvrages des médecins ne réussissent que
trop bien en cela ; il veut, au contraire, lui substituer
la défiance nécessaire dans l'exercice de leur profession ; c'est cette défiance utile qui augmente l'émula-
tion, qui prévient les écarts et les fautes que la dangereuse sécurité, ou une routine accréditée, ou un
empirisme plus blâmable encore, ne cessent de multiplier. Ces réflexions prouvent encore que les difficultés que l'on rencontre tous les jours dans cet art
sont infiniment au-dessus d'un esprit médiocre, qu'un
vrai génie ne peut quelquefois les démêler, et que

cet art si difficile ne le paraît qu'à ceux qui en font une étude suivie et très réfléchie.

« Je me suis confirmé dans l'opinion que l'art rend souvent la nature défectueuse, là où l'on pouvait supposer avec raison qu'elle aurait pu se suffire à elle-même, et que là où elle est défectueuse par elle-même, tout l'art de la médecine se saurait remédier à son impuissance » (1).

Il est hors de doute que la méthode suivie par les médecins qui ont soigné M. Gambetta, conduit à cette façon de penser du médecin de Bourdeaux.

« J'ose assurer, dit Eller, que je suis convaincu par une longue expérience, qu'il périt plus de malades par la quantité et l'abus, que par le défaut des remèdes ; ce qui m'a fait désirer, pendant un grand nombre d'années, que ceux qui cultivent l'art salutaire de la médecine, voulussent bien revenir à **la** simplicité des anciens médecins, et surtout d'Hippocrate, et ne plus accabler leurs malades par ces compositions monstrueuses, etc..... »

M. Eller veut sans doute détourner les médecins d'imiter la conduite de ceux qui veulent employer des remèdes, et des remèdes actifs, lors même qu'ils ne trouvent, suivant leur propre aveu, aucune raison que celle que leur imagination éperdue ou frivolement craintive leur offre. Les remèdes ne tirent pas leurs prix d'eux-mêmes, mais du bon usage qu'on en fait : rien n'est borné quand on sait en tirer avantage. Les meilleurs remèdes sont sans vertu, quand ce n'est pas une main prudente et économe qui les prescrit.

(1) Objets de réflexions sur la petite vérole..., **A. Bourdeaux,** par B. G.

« Dans les grandes maladies, s'il y en a, vous aide-rez la nature que vous connaissez si bien ; dans les indispositions, vous le préserverez des médecins. Combien, d'une part, la confiance de l'amitié et son zèle de l'autre, guidé par l'œil du sage, mettent auprès de lui vos soins au-dessus de la charlatanerie d'un art que vous méprisez sûrement encore plus que moi, parce que vous en voyez bien mieux l'insuffisance. »

Il s'agit dans ce passage d'une lettre de Rousseau à Tissot, du prince de Wurtemberg qui était malade, et que Tissot soignait.

Le célèbre auteur de l'anatomie d'Heister avec des essais de physique (feu M. Senac), assure que le roi Charles II disait souvent en riant que « Willis lui enlevait plus de sujets que n'aurait fait une armée ennemie. »

Bordeu n'a pas honte d'avouer que, « forcé par son éducation à suivre les routes battues sur la pratique, il s'est souvent trouvé très embarrassé. Il sentit enfin, à force de voir des malades, et croyant avoir acquis de l'expérience, qu'il n'avait acquis, en effet, que l'habitude de compter des malades, dont les uns résistaient à ses remèdes, et les autres succombaient. Était-ce là avoir de l'expérience en médecine, connaître les maladies et les traiter avec les connaissances nécessaires ?... Il a cru démêler qu'on fait en général trop de remèdes ; que des idées systématiques et de la compassion des médecins combinées avec la peur des malades et les usages nationaux, il résulte le plus souvent des manœuvres plus étranges les unes que les autres : ces manœuvres sont cause qu'aucun médecin ne peut bien connaître les maladies, et qu'aucun malade ne peut en guérir complètement, ni même, s'il faut le dire, mourir tranquille lorsque son heure est venue. »

L'incertitude de nos connaissances naturelles avait familiarisé Bordeu avec le doute, cette disposition si convenable à la vraie philosophie, dont on trouve souvent des vestiges dans ses écrits. Or, tel est l'aveu courageux que ce médecin ose faire.

Gui Patin, si déchaîné contre tous les remèdes que la chimie nous fournit, parce qu'ils ne lui paraissaient pas propres à produire les effets qu'il désirait, ne doutait pas que son confrère Courtois, qu'il soignait et qu'il avait saigné vingt-deux fois et purgé environ quarante fois dans le cours de sa maladie, ne dût la vie à ses remèdes; mais il ne lui dut surement, dit M. Desbrest, que la longueur de sa maladie et tous les dangers qu'il courut. Mais tel était le malheur de ces temps : c'était le règne de la saignée; elle seule avec la purgation pouvait tout faire.

Il arrive souvent que les médecins n'ont que de grandes maladies à traiter, parce que d'un petit mal ils en font un grand sans le vouloir.

« Une fièvre simple, dit Baglivi, que la nature seule, et sans le secours de l'art eût guérie, se transforme entre leurs mains en une fièvre vraiment maligne. » Il arrive pourtant quelquefois que la nature, après avoir longtemps lutté contre la maladie et les remèdes, remporte enfin la victoire.

Arrivé au terme de sa course, Van Swieten reconnaissait, comme tous les grands médecins, la vanité de la science. Il écrivait à un professeur de Halle : « *Praxis medica quotidie me convincit quot et quanta, sit quæ ignoro.* »

Quelques jours avant sa mort, le célèbre Tissot

recommandait à Mme de Montolieu, avec toute l'autorité dont il savait user dans l'occasion « de ne jamais faire appeler de médecin et de laisser agir la nature autant que possible. » Avec une santé fort délicate, cette femme est arrivée à l'âge de quatre-vingts ans ; elle s'est toujours rappelée avec reconnaissance les derniers avis de Tissot.

Aussi, voit-on, dit Quesnay « que les médecins les moins prévenus en faveur de la médecine sont ceux qui l'ont beaucoup pratiquée et qui ne l'ont connue que par l'observation et par l'expérience. Ils avouent lorsqu'ils parlent sincèrement que ce qu'ils ont vu arriver dans leur pratique et dans celle des autres leur a enlevé la confiance qu'ils avaient dans la médecine. Quel bonheur pour des malades s'ils pouvaient aussi eux-mêmes parvenir à se désabuser de celle qu'ils accordent à de tels médecins. »

Boerhaave avait ordonné, par son testament, qu'on brûlât tous ses livres et tous ses papiers, à l'exception d'un grand volume doré sur couvertures et sur tranches. Cet in-folio, qu'on croyait renfermer les plus beaux secrets de la médecine, ne contenait que des pages blanches, à l'exception de la première, sur laquelle on lisait : « Conservez-vous la tête fraîche, les pieds chauds, le ventre libre, et moquez-vous des médecins ! »

Le même Boerhaave dit encore : « Si l'on vient à peser mûrement le bien qu'a procuré aux hommes une poignée de vrais fils d'Esculape, et le mal que l'immense quantité des médecins a fait au genre humain, depuis l'origine de l'art jusqu'à ce jour, on pensera sans doute qu'il serait plus avantageux qu'il n'y eût jamais eu de médecins dans le monde » (1).

« Nous sommes, disait Barthez, des aveugles qui frappons avec un bâton sur le mal ou sur le malade ; tant mieux pour le patient si c'est le mal que nous attrapons. » Quelquefois, ce médecin, après avoir bien développé ses systèmes et raconté ses cures, ajoutait gravement qu'il ne croyait pas à la médecine.

Le docteur Frappart, qui a été l'élève, l'ami et le médecin de Broussais, disait : « Tous les vingt ans au plus la même école change de système ; parfois il y a deux ou trois systèmes dans la même école ; bref, parmi les médecins sortis d'une même école et ayant le même système, il n'y en a pas quatre qui puissent s'entendre au lit du malade. Tels sont les faits : l'histoire médicale et les malades sont là pour en témoigner. Or si la science sert à nous diriger dans la pratique, qu'est-ce qu'une science qui pousse chacun de ses adeptes dans des routes diverses et souvent opposées !

J'ai donc un profond dégoût de la médecine des médecins.

Votre science est dans l'anarchie, votre profession est en décadence, votre métier est sur le bord de l'abîme, vous n'avez point de corps médical ; vous vivez dans l'isolement, dans la haine, dans le mépris les uns des autres ; la déconsidération vous envahit de toutes parts, vous êtes sans résistance comme sans puissance, et le moindre choc, longtemps et courageusement répété, achèvera de vous perdre.

Dans votre intérêt, songez-y, messeigneurs, ne vous occupez que des ulcères qui vous rongent ! et ne

_____

(1) Boerhaave. *Institut. méd.*, p. 401.

m'obligez point à les agrandir. Vous savez bien que je le puis, *car je connais les secrets de votre église.....*

C'est en victime de la vieille médecine que je parle ; j'ai sur elle le droit de médisance et j'en use. Car j'ai le triste avantage d'être habituellement malade, en même temps que médecin.... victime et bourreau. »

(Lettres sur le magnétisme, p. 141).

Il suffit d'opposer les modernes à eux-mêmes pour les juger ; on voit comme ils sont partagés. La médecine n'a pas peu souffert de ce délire de l'amour propre qui rend ennemis les savants attachés à des opinions différentes. Ne trouvera-t-on jamais le moyen de lier les partisans des différentes sectes qui se partagent aujourd'hui la médecine de manière à les empêcher de se heurter sans cesse ? Cela serait bien à désirer. C'est une remarque fort ancienne, et que l'expérience a souvent vérifié, que rien ne contribue davantage à l'opprobre de l'art, que les différends qui s'élèvent quelquefois entre ceux qui l'exercent. Car lorsque le vulgaire s'aperçoit de ces divisions, il en conclut à la hâte, ou que les médecins n'ont ni méthode certaine, ni règles de pratique à suivre, ou qu'ils ne sont pas d'accord sur l'application de ces règles dans les cas particuliers, et que la guérison d'un malade dépend uniquement du hasard. De cette diversité de sentiments naît d'ailleurs la difficulté d'établir des lois fixes et certaines pour se conduire dans la méthode curative ; de là vient l'embarras dans lequel on se trouve lorsqu'il s'agit de se déterminer sur le choix des remèdes à employer.

« Pierre Franck regardait les médecins comme des gens dangereux, et il invitait les gouvernements à les rendre responsables des milliers de meurtres qu'ils commettent dans le silence de la chambre des malades, ou mieux encore de leur interdire l'exercice de leur profession. »

Cette idée de rendre responsables les médecins dans l'exercice de leur profession est sublime. Si, comme le prétend M. Trousseau, la médecine est un art, un métier, il faut que le médecin soit responsable, et qu'il ne puisse plus, comme du temps de Molière, *gâter un homme sans qu'il en coûte rien*, par la même raison que, comme dit Sganarelle « un cordonnier en faisant des souliers ne peut gâter un morceau de cuir sans en payer les pots cassés. »

« Je suis las de deviner », disait un médecin qui quittait la médecine après trente ans de pratique.

« J'étais dogmatique à vingt ans, observateur à trente ; à quarante ans, je fus empirique ; je n'ai point de système à cinquante. » Ainsi parlait un autre médecin qui passait sa vie dans l'étude de l'art.

Un médecin disait encore à un de ses confrères « qu'il avait changé de pratiques quatre ou cinq fois en sa vie », « et moi de méthode », répondit l'autre.

Goazet, médecin de Toulouse, fit un discours public dans lequel il avança « que, dans les maladies ordinaires, les gardes-malades en savaient autant que les médecins, et que dans les extraordinaires les médecins n'en savaient pas plus que les gardes-malades. »

Silva disait « que nous sommes des aveugles qui marchons à tâtons comme les quinze-vingts. »

Virgile n'avait donc pas tort de traiter la médecine « d'art muet ou de peu d'éclat. »

Jean-Jacques Rousseau est grand partisan de la

médecine; mais il n'a pas beaucoup de confiance dans les médecins. On va en juger : « Un corps débile affaiblit l'âme. De là l'empire de la médecine, art plus pernicieux aux hommes que tous les maux qu'il prétend guérir. Je ne sais, pour moi, de quelle maladie vous guérissent les médecins, mais je sais qu'ils nous en donnent de bien funestes : la lâcheté, la pusillanimité, la crédulité, la terreur de la mort; s'ils guérissent le corps, ils tuent le courage. Que nous importe qu'ils fassent marcher des cadavres ? Ce sont des hommes qu'il nous faut, et l'on n'en voit point sortir de leurs mains.....

Je ne dispute pas que la médecine ne soit utile à quelques hommes, mais je dis qu'elle est funeste au genre humain.

On me dira, comme on fait sans cesse, que les fautes sont du médecin, mais que la médecine en elle-même est infaillible. A la bonne heure ; mais qu'elle vienne donc sans le médecin ; car, tant qu'ils viendront ensemble, il y aura cent fois plus à craindre des erreurs de l'artiste qu'à espérer des secours de l'art...

La seule partie utile de la médecine est l'hygiène. Encore est-elle moins une science qu'une vertu. La tempérance et le travail sont les deux vrais médecins de l'homme : le travail aiguise son appétit, et la tempérance l'empêche d'en abuser.

Vis selon la nature, sois patient et chasse les médecins; tu n'éviteras pas la mort, mais tu ne la sentiras qu'une fois; tandis qu'ils la portent chaque jour dans ton imagination troublée, et que leur art mensonger, au lieu de prolonger tes jours, t'en ôte la jouissance. Je demanderai toujours quel vrai bien cet art a fait aux hommes. Quelques-uns de ceux qu'il

2.

guérit mourraient, il est vrai, mais des millions qu'ils tuent resteraient en vie. Homme sensé, ne mets point à cette loterie où trop de chances sont contre toi. Souffre, meurs ou guéris; mais surtout vis jusqu'à ta dernière heure » (1).

Ces réflexions de Rousseau nous paraissent très sensées et très judicieuses : on croirait entendre dans ce langage les sentences d'un médecin vieilli dans la pratique de son art, et Bordeu, lui qui est en général si exact dans les divers jugements qu'il porte sur les médecins, paraît avoir jugé assez légèrement Rousseau, lorsqu'il dit : « Il n'est aucun de nous qui n'eût vivement désiré pouvoir guérir Jean-Jacques Rousseau, et lui donner autant de santé qu'en avait son Emile, en lui ôtant pourtant les principes de ce même Emile avec lesquels une bonne santé ne pourrait être de durée parmi les hommes. »

M. Marchal de Calvi, professeur agrégé de la Faculté de Paris, a publié dans *La France médicale et pharmaceutique* un remarquable article où il dit :

« Il n'y a plus en médecine, et depuis longtemps, ni principe, ni foi, ni loi. Nous construisons une tour de Babel, ou plutôt nous n'en sommes même pas là, nous ne construisons rien. La doctrine la plus générale qui existe est la doctrine homœopathique; cela est étrange et douloureux; c'est une honte pour la médecine, mais cela est. »

Sydenham surnommé l'Hippocrate Anglais a dit : « Ce qu'on qualifie d'art médical est bien plutôt l'art de faire la conversation et de babiller que l'art de guérir. »

(1) Rousseau. *Emile*, t. I, liv. I.

M. le professeur Malgaigne s'écriait à l'Académie de médecine (séance du 8 janvier 1856) : « Absence complète de doctrines scientifiques en médecine, absence de principes dans l'application de l'art, empirisme partout : voilà l'état de la médecine. »

Le savant médecin de la Pitié, M. Valleix, s'écrie aussi : « Que de regrets on éprouve en voyant tant d'études, de veilles, de génie, dépensées pour obtenir d'aussi faibles résultats ! que d'erreurs pour quelques vérités. »

Sprengel, auteur de la meilleure histoire philosophique de la médecine, conclut, tome Iᵉʳ, *Introduction*, p. 10 et 11, traduction de Jourdan : « Que le septicisme en médecine est le comble de la science et que le parti le plus sage consiste à regarder toutes les opinions avec l'œil de l'indifférence, sans en adopter aucune. »

M. Raspail, dans son *Manuel annuaire de la santé*, a dit : « **La médecine en tant qu'elle est l'art de soigner les maladies n'est pas une science, c'est un tâtonnement; ce qui fait qu'elle finit par tomber dans l'arbitraire et le caprice. Il n'est pas un élève qui ne connaisse le fait de ce médecin d'hôpital qui, en entrant un matin dans la salle, se mit à dire aux étudiants accourus à sa clinique :** *Que ferons-nous aujourd'hui ? Tenez, nous allons purger tout le côté gauche de la salle et saigner tout le côté droit.* **On entend tous les jours le médecin le plus consciencieux faire l'aveu de son impuissance aux parents du malade, après un à deux mois de traitement ou plutôt de tâtonnements inefficaces :** *Je suis au bout de mon rouleau; je ne sais plus qu'ordonner. Je demande une consultation.* »

Le 16 février 1846, M. le professeur Magendie disait,

au Collège de France : « Sachez-le bien, la maladie suit le plus habituellement sa marche sans être influencée par la médication dirigée contre elle...

Si même je disais toute ma pensée tout entière, j'ajouterais que c'est *surtout dans les services où la médecine est la plus active* que la mortalité est la plus considérable. »

Le même professeur disait encore : « Dans l'état actuel de la science, la plupart du temps, le *médecin n'assiste qu'en simple spectateur aux tristes épisodes de la progression du mal.* »

Gui Patin, ce satyrique célèbre du XVIIe siècle disait : « Je le dirai à la honte de mon art, si les médecins n'étaient payés que du bien qu'ils font eux-mêmes, ils n'en gagneraient pas tant ; mais nous profitons de l'entêtement des femmes, de la faiblesse des hommes malades et de la crédulité de tout le monde. »

La Bruyère n'est pas tendre non plus pour les médecins ainsi qu'on en peut juger : « Des hommes payés pour débiter des fariboles au chevet du lit d'un malade, jusqu'à ce que la nature l'eût guéri ou que leurs remèdes l'eussent fait crever. »

On n'a pas oublié les bons mots d'Aristophane et d'Arthémidore contre les médecins ; celui-ci les comparait à des sangsues ; celui-là disait qu'ils n'étaient pas bons à grand chose.

Socrate, au rapport de Platon, au troisième livre *de Regno,* félicite un peintre ignorant, sur ce qu'il avait abandonné un art qui exposait ses fautes aux yeux de la multitude, pour en embrasser un qui mettait ses bévues à l'abri, en les couvrant de cinq à six pieds de terre.

Caton le Censeur, en parlant des médecins, dont la

Grèce subjuguée avait inondé la capitale de l'Italie, ne craint pas de dire que c'étaient des perfides qui avaient juré la perte du peuple romain. Pour accroître la confiance des malades, ils font les importants, en se faisant bien payer pour leur donner la mort. Pline l'Ancien dans les ouvrages duquel ces vérités historiques sont consignées, ajoute que les médecins de son temps ne signalaient leurs expériences que par des homicides.

Et Montaigne en parlant des médecins : « Ils n'ont garde, dit-il, de faire mal leurs affaires, puisque le dommage leur tourne à profit. »

Sterne, auteur anglais, a consigné son opinion sur les médecins dans le *Recueil de ses lettres* : « Croyez-moi, cher ami, je n'ai pas grande foi aux médecins. Quelques-uns des plus illustres de la Faculté m'ont assuré, il y a longtemps, que si je continuais mon train de vie d'alors, je serais mort dans trois mois. Or, j'ai fait treize ans de suite ce qu'ils me défendaient, et me voici tout aussi maigre à la vérité, mais tout aussi alerte que jamais, et ce ne sera pas ma faute si je cesse de leur donner le démenti pendant une autre période d'égale durée. » C'est Bacon, je pense qui observe (quel que soit l'observateur, il n'est pas indigne de ce grand homme) que les médecins sont de vieilles femmes qui demeurent assises auprès de votre lit, jusqu'à ce qu'elles vous aient tué, ou que la nature vous ait guéri.

« Il y a dans leur art une incertitude qui déroute souvent le génie en défaut..... Je perds patience quand je réfléchis à ces gens pleins d'eux-mêmes, qui professent la médecine ; gens qui prennent la fuite, bondissent et se donnent des airs, si vous ne lisez l'étiquette d'une fiole qui renferme la matière de leurs ordonnances, avec autant de respect, que s'il était écrit de la propre main de saint Luc.....

« Je ne voudrais pas qu'on crût, par tout ce que je viens de dire, que si j'étais malade, je méprisasse, absolument les secours des médecins. J'ai déjà indiqué ceux dont je préférerais la méthode. En effet, si j'en trouvais un qui opposât un silence modeste aux discours de ses confrères ; qui observât tout, et n'expliquât rien ; qui reconnut bien son ignorance, je le croirais le plus habile de tous » (1).

Je crois que, dans les conditions que M. Sterne exigeait des médecins pour qu'ils le soignassent, il trouverait difficilement aujourd'hui à se faire donner les soins que son état de santé pourrait réclamer ; car, il n'est aucune époque où l'on ait tant disputé sur la médecine et sur ses principes, où l'on ait tant la manie des explications qui n'expliquent rien. Les explications particulières ne sont souvent que des ressources que chacun se ménage pour éluder les difficultés : il faut qu'un fait soit bien établi pour l'expliquer ; et s'il l'est, qu'importe de l'expliquer.

Héraclite, philosophe qui vivait l'an 502 avant Jésus-Christ, avait déjà pris depuis longtemps le ton insultant à l'égard des médecins ; il avait coutume de dire : « qu'il n'y aurait rien au monde de plus sot que les grammairiens, s'il n'y avait pas de médecins. »

La mauvaise opinion qu'il avait de ceux-ci paraît encore dans quelques lettres de sa façon qui nous sont restées ; il y parle avec beaucoup de mépris de la plupart des médecins de son temps.

(1) Maupertuis. Lettre 14, 2ᵉ édition ; Berlin, 1753, sur la médecine.

Nous terminons ici ces jugements portés sur la médecine par les princes de la science même, quoique nous eussions pu, si nous l'avions voulu, multiplier de beaucoup leur nombre; ces quelques citations suffiront bien pour donner aux lecteurs, une idée du degré de certitude de la médecine, et serviront à évaluer les bases d'une science qui se donne pour infaillible, et dont les fondements ne reposent que sur les principes incertains, chimériques et arbitraires de la médecine scolastique. Cette science, considérée soit en elle même, soit dans sa fin, serait-elle donc si ardue qu'elle ne présentât de toutes parts que des obstacles et des difficultés insurmontables ? Nous ferons connaître plus loin les caractères de la véritable médecine, et nous ferons voir combien ses préceptes sont sûrs et bien raisonnés, pourvu qu'on veuille marcher fidèlement sur les traces de l'immortel Hippocrate.

Mais ceux qui seraient curieux d'approfondir davantage cette critique de la médecine par les médecins pourraient consulter les ouvrages suivants :

Gédéon Harvée. *L'art de guérir les maladies par l'expectation.* — Dans cet ouvrage, Harvée annonce qu'il va dévoiler les vanités, les artifices et les impostures des médecins.

Toussaint Guindant. *La nature opprimée par la médecine moderne, ou la nécessité de recourir à la méthode ancienne et hippocratique dans le traitement des maladies.* Paris, 1768, in-12.

Hecquet. *Le brigandage de la médecine,* etc., 1732.

État de la médecine, chirurgie et pharmacie, et principalement en France. 1776, in-12.

Cet ouvrage est rempli de personnalités et de sarcasmes indécents contre beaucoup de médecins.

Bernard Palissy. *Déclarations des abus et ignorance des médecins*. Lyon, 1557, in-12.

Lamettrie. De *Ouvrage de Pénélope, ou Machiavel en médecine*. 1748, 2 vol. in-12. — 1750, 1 vol. ; en tout 3 vol.

L'auteur y maltraite Boerhaave, Linné, Winslow et la plupart des médecins français. Dans le supplément, il attaque particulièrement Astruc, Ferrein et Sylva.

David (Jean). *Le médecin de soi-même ou l'art de conserver la santé par l'instinct*. Leyde, 1682, in-12.

Gilibert. *L'anarchie médicinale ou la médecine considérée comme nuisible à la société*. 1772, 3 vol. in-12.

Cet ouvrage remarquable offre une peinture exacte et animée des inconvénients de la médecine qui tiennent à l'ignorance ou aux vices de ceux qui l'exercent; mais il est excessivement rare, les médecins de Lyon l'ayant, dit-on, fait disparaître. Gilibert, en attendant la découverte de la vraie médecine, faisait de l'expectation et surtout de l'hygiène.

Senac. *Lettres de Julien Morisson sur le choix des saignées*. Paris, 1730, in-12.

Ces lettres anonymes, fort piquantes, écrites contre plusieurs médecins du temps, attirèrent des désagréments à Lamettrie, qui fut accusé d'en être l'auteur, et dont elles occasionnèrent en partie l'expatriation.

Parseval. *Homœopathie et allopathie*, etc...

Guyard (A.). *Guide des gens du monde dans le choix d'une médecine*, 2e édit. Paris, 1857, in-18.

Renouard (P.-V.). *Lettres philosophiques et historiques sur la médecine au XIXe siècle*. 3e édit. Paris, 1861, in-8.

CHAPITRE II

CRITIQUE DE LA MÉTHODE SUIVIE PAR LES MÉDECINS DANS
LE TRAITEMENT DE LA MALADIE DE M. GAMBETTA

M. Gambetta n'était pas atteint d'une maladie mortelle de sa nature ; elle n'a pris ce caractère qu'entre les mains des médecins chargés de le soigner, et par suite des fautes graves qu'ils ont commises dans le régime et le traitement qui ont été ordonnés. Il s'agit de prouver cette proposition.

Nous n'avons pas à rechercher l'influence qu'a pu avoir sur le développement de la pérityphlite la blessure de la main ; nous prenons cette affection dans son origine, dans son point initial, au moment où des phénomènes particuliers la révèlent ; nous l'étudierons dans sa marche jusqu'à sa terminaison finale.

C'est le 9 décembre que les premiers symptômes se manifestèrent. En faisant des efforts pour aller à la garde-robe, M. Gambetta a ressenti subitement une vive douleur dans le flanc droit, dont il précise mal le siège. A la date du 15 décembre, ces symptômes se renouvelèrent ; il y a de plus des éructations fréquentes depuis le matin. Le lendemain 16, à huit heures du

3

soir, M. Berne, trouvant une température un peu exa-
gérée, fit prévenir M. Lannelongue qui arriva à dix
heures. M. Gambetta ressent une grande chaleur; il
est en pleine transpiration. L'examen de la poitrine
ne révèle rien; tous les phénomènes *sont concentrés
dans le ventre qui est tendu et un peu douloureux à la
pression du côté droit.* On crut devoir faire prendre, à
la fin de l'accès, cinquante centigrammes de sulfate de
quinine. C'est là une faute très grave, il ne fallait pas
chercher à éteindre, à croiser la fièvre; c'est la fièvre
même qui devait guérir le malade. Cela sera démontré
surabondamment dans toute la suite de ce travail.

Il est assez naturel qu'une maladie qui débute s'annonce par la fièvre. Les symptômes de malaises
éprouvés par le malade les jours précédents, ceux que
M. Lannelongue constate lui-même avant de faire
prendre le sulfate de quinine, en trouvant le ventre
tendu et un peu douloureux, justifient parfaitement
l'apparition de ce phénomène. La fièvre alors n'a pas
le caractère d'une fièvre intermittente, d'une fièvre
tributaire de ce médicament que vous faites prendre,
et en supposant que cela soit, il y a toujours des
complications du côté du ventre. Eh bien! Baglivi
n'a-t-il pas dit : « Le quinquina est sans contredit un
remède héroïque dans le traitement des fièvres intermittentes, mais à la condition de ne point le donner
toutes les fois qu'on peut soupçonner une *inflammation viscérale*, un dépôt interne ou bien quelque débi-
lité, *quelque disposition morbide* dans un organe quelconque. »

Dans l'un ou l'autre de ces cas là, en effet, loin de
couper la fièvre, le quinquina l'augmente; il trans-
porte sur l'organe malade toute la matière morbide,

il l'y fixe, et produit ainsi des inflammations locales mortelles, et enfin la gangrène » (1).

C'est bien là ce qui est arrivé ici ; ces prédictions de Baglivi se sont réalisées complètement et de la manière la moins équivoque. Le célèbre Freind s'était déjà avisé de condamner le quinquina dans les fièvres rémittentes, que l'usage trop fréquent de ce remède ne fait qu'irriter ou rendre plus vives. La remarque est vraie et très fine ; elle a été confirmée par des praticiens qui comparaient en style familier l'usage où l'on était de donner le quinquina dans les fièvres, à celui de mettre le feu à une cheminée pour la nettoyer. Si la cheminée est solidement bâtie, elle résiste. Si les corps sont bons, ils peuvent supporter l'action brusque du quinquina, comme celle des autres remèdes chauds. Ce remède ne convenait donc pas dans le cas particulier de M. Gambetta ; il ne convient même pas indistinctement, comme l'expérience l'apprend, pour toutes les espèces de fièvres intermittentes qui lui sont en général dévolues de droit et sur lesquelles il a une hypothèque spéciale. Car il faut raisonner ici avec l'hypothèse d'une inflammation qui s'annonce : or, on sait que la fièvre est essentielle à l'état inflammatoire, et qu'elle ne saurait en être séparée. Mais qu'est-elle donc cette inflammation en elle-même ; quelle est sa nature ? Si l'on consulte tous les pathologistes qui ont écrit sur ce sujet, depuis Boerhaave jusqu'à notre époque, on trouve que c'est un état pathologique caractérisé par la chaleur, la rougeur, la douleur et la tuméfaction. Cette définition qui fait connaître les

(1) Baglivi. *De l'accroissement de la médecine pratique*, traduction nouvelle par le Dr J. Boucher, etc., Paris, 1851, p. 330.

caractères physiques de l'inflammation ne donne pas
une idée bien nette de ce qu'elle est en elle-même,
et il faut consulter Bordeu pour savoir que « lorsqu'une partie s'enflamme, elle devient un organe
particulier qui a son action, sa circulation et toutes
ses fonctions indépendantes, à certains égards, de ce
qu'elle reçoit de la circulation générale. Peut-être
même ce qu'on a appelé l'arrêt ou l'engorgement du
sang, et qu'on a regardé comme la cause de l'inflammation, n'est-il que l'effet d'une disposition particulière qui arrive à une partie dont les nerfs ont une
certaine action un peu violente et qui est, à proprement parler, la cause de l'inflammation.....

Il suffit de faire remarquer qu'une partie enflammée
fait, en quelque façon, corps à part, au moins dans
un certain temps. Elle a une sorte d'action surajoutée
à celle qui fait la vie ; elle fait un cercle à part... »

Voilà du moins une théorie qui fait connaître l'inflammation considérée comme étant un état purement
actif ; les anciens avaient déjà appelé une partie enflammée *furens*, furieuse. J'ajouterai que dans une
partie qui est devenue le siège d'une inflammation,
cet organe qui reçoit une somme d'action plus forte
que ne le comporte la nature de ses fonctions, est
devenu le centre, l'aboutissant de l'effort de tous les
autres organes ; tout l'influx nerveux, toutes les oscillations des nerfs, tous les mouvements vitaux se dirigent, convergent vers cette partie. Voilà, je crois,
une définition de l'inflammation. C'est la plus belle
image qui se puisse donner de cet état pathologique.
Et c'est dans cette circonstance, messieurs, que vous
prescrivez un médicament excitant comme le sulfate
de quinine. Quel bien peut-il donc faire ? C'est en cette

occurrence, alors que la nature, par un de ces efforts salutaires qu'elle sait toujours susciter à propos, et faire servir à ses besoins, que vous venez, médiateurs imprudents, faire pencher la balance du côté de la mort, en paralysant par une intervention contraire les forces de la nature! Je tremble sur mes jambes quand je songe aux conséquences qui peuvent résulter de l'emploi d'un pareil moyen. Mais il n'y a pas ici d'équivoque possible : vous faites prendre ce remède à la date du 16 décembre, après avoir constaté de la tension et de la douleur dans le ventre; le lendemain 17, M. Siredey constate un empâtement douloureux et très circonscrit dans la fosse iliaque droite : il laisse une note dans laquelle il dit : « Je crois que la typhlite est ce qu'il y a de plus probable. » On croirait que cela va vous rendre plus circonspect, mais pas du tout; vous continuez à faire prendre ce médicament, non pas une fois, non pas deux fois, mais vous en renouvelez journellement les doses jusqu'à concurrence d'un gramme par jour, et cela pendant huit jours au moins; en somme, une consommation totale du chiffre respectable de cinq grammes vingt centigrammes pour ce laps de temps! C'est exorbitant! Quelle outrecuidance! Mais vous avez soin d'entremêler avec ce remède d'autres drogues : des lavements, de l'eau de Pullna, des grogs, du kirsch, de l'eau-de-vie, du rhum, du vin de Malaga, du thé, et surtout le fameux mercure!... encore du mercure pour guérir! Et vous persistez, messieurs, dans l'application de ces divers moyens jusqu'à la dernière période du mal, jusqu'à ce que, ne pouvant plus les supporter, l'estomac les rejette par le vomissement; jusqu'à ce que le malade enfin conserve le moindre petit souffle de vie, rende son âme à Dieu. Quel régime!... Quel traitement!... Quels médecins!...

On ne dira pas après cela que vous êtes des hommes à vous croiser les bras devant votre malade! Ce serait bien le cas de s'écrier : Combien nous sommes loin de la modeste pénurie de nos pères!... Combien les hommes d'autrefois sont loin de ressembler aux héros de notre époque!...

Cependant les considérations suivantes prouveront jusqu'à quel point les médecins qui ont soigné M. Gambetta, peuvent être fondés à penser qu'ils connaissent le corps humain assez pour déterminer la nature des remèdes qui lui conviennent.

Les anciens, eux, se contentaient d'une modeste tisane d'orge plus ou moins épaisse, suivant qu'ils se proposaient de nourrir leurs malades. « Quelques apohtegmes généraux sur les crises, dit Bordeu, qu'on n'écoute point, ou qu'on ne suit pour ainsi dire que du bout des lèvres; des lieux communs sur les épidémies, l'air et les eaux : voilà, à parler vrai, à quoi se réduisent dans notre siècle les préceptes ou les documents de Cos. On n'en fait presque jamais l'application, ni à la théorie, ni à la pratique de l'art. » Le même Bordeu ne frisait-il pas l'ironie quand il disait: « Nos remèdes sont plus traitables que les leurs; notre pratique ne s'arrête pas à la lenteur de leurs crises : elle ne prétend pas hasarder les événements des maladies livrées à elles-mêmes; elle aime mieux hasarder ceux des remèdes; et, en cela, l'impatience des malades est entièrement d'accord avec les vœux de la plupart des médecins. »

Dans un petit travail (1) publié pour répondre aux

(1) Pujol. Dissertation sur l'impossibilité de suspendre, par

vœux de l'Académie d'Arras. Pujol reconnaît que dans le traitement des maladies aiguës, le médecin a bien peu de chose à faire ; et, à cette occasion, il fit sentir combien l'abus des remèdes pouvait être alors préjudiciable aux malades. Il demande « s'il y a un temps, dans les maladies aiguës, où l'on puisse s'opposer à la série des symptômes qui en constituent la marche et la nature ? » Et il répond par la négative, en disant « qu'il serait très dangereux de s'opposer au cours de ces maladies, en supprimant tout à coup les symptômes qui les constituent telles..... »

Quelle que soit la méthode qu'on voudra tenter pour parvenir à ce but, on sera bien éloigné de l'atteindre, si cette méthode se borne à combattre et à faire cesser les symptômes actifs dont elles sont formées, et qui sont destinées à la correction et à l'évacuation des matières morbifiques. *Malheur au médecin dont les entreprises inconsidérées produiraient un pareil effet !* Ce serait alors qu'il faudrait désespérer du salut des malades. »

Est-il étonnant qu'avec de pareils principes, Pujol recommande d'user d'un traitement fort doux, parce que tout remède excitant ne peut alors qu'augmenter le désordre et produire un mal très certain, en compensation duquel on ne doit évidemment espérer aucun bien. Eh bien, est-il possible, messieurs, de concilier ces vues sages et profondes de Pujol, qui ne sont que celles qu'Hippocrate et tous les grands médecins qui ont marché sur ses traces ont professées sur cette matière, avec les principes qui vous ont

les remèdes, le cours des maladies aiguës, une fois qu'elles sont déclarées ; et sur les moyens d'en simplifier le traitement d'après la doctrine des coctions et des crises.

inspirés, qui vous ont guidés dans le traitement
que vous avez institué en vue de suspendre, de croiser, d'éteindre la fièvre qui s'était manifestée dès le
début de la pérityphlite, et dont vous vous êtes fait
un épouvantail, par la raison toute simple que vous
ignorez complètement la valeur de ce symptôme en
pathologie. Pujol ne veut même pas que l'effet bien
connu des fébrifuges dans certaines maladies aiguës,
puisse engager à faire des exceptions aux préceptes
qu'on vient d'établir. Que devient le sulfate de quinine, alors ?

Nous avons maintenant une question bien complexe à traiter, ou plutôt des questions qui sont con-
nexes les unes des autres, et qu'on ne peut examiner
séparément : telles sont la doctrine des crises ; le plan
de pratique que s'était formé Hippocrate dans le traitement des maladies aiguës, et enfin les principes de
la médecine expectante qui fait la base de la doctrine
des crises, et à laquelle la pratique des anciens conduit toujours. Nous allons examiner successivement,
et dans cet ordre, ces trois sujets d'une égale importance.

CHAPITRE III

DE LA DOCTRINE DES CRISES SUIVANT LES ANCIENS SYSTÈMES DE MÉDECINE, SA RÉALITÉ; ARGUMENTS POUR ÉTABLIR QU'ELLE EST VÉRITABLEMETT LE FCNDEMENT DE L'ART DE GUÉRIR.

Nous tenons le dogme des crises pour un des plus importants de la médecine. Une observation long-temps soutenue et faite sans préjugé et sans esprit de système, conduisit Hippocrate à la fameuse doctrine des coctions et des crises, doctrine sur laquelle il fonda tout l'art de guérir, surtout par rapport aux maladies aiguës. « Ce traité d'Hippocrate sur les crises et les jours critiques, dit Ed. Auber, est un livre par excellence qu'on ne saurait ni assez lire ni assez mé-diter. Il est plein de vues profondes, et contient en substance tout ce que nous trouvons de dogmatique dans les œuvres des institutistes, c'est-à-dire dans les traités de pathologie générale qui ont paru depuis Galien jusqu'à Fernel, depuis Fernel jusqu'à Boer-haave, depuis Boerhaave jusqu'à Landré-Beauvais, Double, Chomel, et leurs dociles et imperturbables copistes ! »

En effet, dit Quesnay, « ce n'est guère que par le

côté du pronostic de la coction et des crises, qu'Hippocrate s'est rendu si recommandable par ses observations. »

Un de ses commentateurs, Hecquet, a prétendu, « que pour que les phénomènes des crises presque effacées paraissent de nouveau sur notre horizon, il faut que la médecine revienne à ses anciens usages, libre du joug chimérique et fabuleux des inventions humaines. Si on apprenait à révérer la nature, à l'observer scrupuleusement, à ne la point traverser dans ses opérations, et à ne point interrompre ses mouvements, mais à les suivre sans les pervertir, on verrait de nouveau paraître les crises et les miracles qu'elles produisent, que l'ancienne médecine a tant célébrés. »

En faut-il davantage pour faire sentir la certitude, l'invariabilité et la nécessité de la doctrine des anciens sur les crises ? Les partisans de leurs idées sur ce sujet, pourraient dire, qu'à moins qu'une maladie ne soit mortelle par elle-même, auquel cas tout secours de l'art est inutile, il doit se faire nécessairement quelque effort critique dans un certain temps de la maladie ; que c'est alors qu'on peut employer avec succès des secours appropriés si on les juge nécessaires, ou laisser faire la nature, si on a lieu de croire que la crise puisse se terminer heureusement par elle-même.

C'est de cette doctrine des crises que furent partisans Stahl et toute son école, Galien, Boerhaave, Hoffmann, Mead, Sydenham, dont l'autorité seule suffirait pour le soutien de cette doctrine, quand il n'y en aurait point d'autre. La plupart des médecins grecs, arabes et latins étaient aussi attachés au système des crises. Houiller, Duret et Baillou ont été les restaurateurs des opinions anciennes sur cette matière, et ont assuré par là à l'école de Paris la prééminence sur toutes les autres de l'Europe. Van Swieten, de Haen et Stoll en Autriche, appartiennent également à la classe des médecins favorables à ces idées des anciens; il en est de même de Solano de Lucques en Espagne (1), de Fernel, Bordeu, Fouquet, Menuret et Lepecq de la Clôture en France, de Nihell en Angleterre : ce dernier avoue qu'on n'a jamais démontré publiquement la fausseté des observations des anciens sur les crises, ni justifié le peu de cas qu'on en faisait alors.

« Les observations qu'on a appliquées aux crises, dit Quesnay, ont toujours été, et, seront toujours, en tout ce qu'elles ont de manifeste, envisagées comme des dogmes très importants; mais leur application ne peut devenir sûre et exacte, qu'autant que la théorie des maladies se perfectionnera. »

Quesnay s'était familiarisé avec les termes de coction et de crise, que quelques médecins de son temps avaient presque oubliés; il ne comptait guère sur les apparences de guérison, s'il n'en trouvait les marques distinctes dans les différentes excrétions. Ce médecin a fait une bonne exposition dans son *Traité des fièvres continues* de la doctrine des anciens sur les

(1) Solano publia un ouvrage qui a été traduit en français par M. Lavirotte sous ce titre : *Observations nouvelles et extraordinaires sur la prédiction des crises par le pouls*. Paris, 1748, in-12.

C'est par le moyen du pouls dont il avait fait une étude très approfondie que Solano prédisait les crises : il a été le précurseur de Bordeu qui a traité le même sujet avec beaucoup plus de développement.

crises ; il donne l'explication de certaines contradictions qui existent dans leurs idées sur la nature des
jours et des périodes critiques, qu'ils ont d'ailleurs
détaillés fort clairement.

« Il est donc évident, dit Bordeu, que l'examen de
la doctrine des crises regarde plus particulièrement
les médecins au-dessus du commun ; ceux qui se
contenteraient de suivre leurs idées, leurs systèmes,
et non la nature, ne pourraient que former d'inutiles
ou de dangereux romans, fort éloignés du but qu'on
doit se proposer. »

Que dites-vous de ce passage de Bordeu, messieurs les docteurs ?... Comme il vous siérait bien
de vous placer à côté de tant d'autres déjà, sous
la bannière de ce médecin partisan de la doctrine
des crises. Votre réputation, votre gloire, votre
célébrité n'auraient rien à y perdre, sans doute ;
mais votre manière de traiter les maladies aiguës, en
employant des remèdes actifs sans aucun égard aux
périodes de la maladie, à la théorie des crises dont
les temps de crudité, de coction et d'excrétion, suivent à peu près la même marche que ces périodes,
ne vous donnera pas ce droit.

Le grand art du médecin, c'est de savoir conduire
une maladie par tous ses temps. Une maladie considérée au point de vue de la doctrine des crises, c'est
un fruit qui mûrit et qu'il est impossible de faire
arriver à l'état de maturité, avant qu'il n'ait passé
successivement par les différentes phases de son
développement. Est-il possible que vous fermiez les
yeux devant de semblables vérités. Mon Dieu ! Mon
Dieu ! Soufflez donc un peu de cet esprit de pénétration dans les têtes savantes de ces grands enfants

dégénérés d'Esculape! Nous nous adressons ici aux médecins qui ont apposé leurs signatures au bas du rapport qui a été fait par M. Lannelongue ; du moment qu'on approuve un rapport, on en partage la responsabilité.On ne pourrait arguer qu'une sottise commune à plusieurs n'est pas particulière à personne ; c'est la sottise de la communauté.

« Un médecin, dit Duret, doit regarder ces principes établis avec le même respect qu'un juge doit regarder les lois, et ne s'en écarter jamais. Connaissez la maladie avant de la traiter, son essence, ses causes, ses symptômes, ses périodes, ses accès. Tout médecin qui ne sait pas se conduire avec prudence dans une maladie aiguë, qui ignore la marche des crises, qui ne sait ni les attendre, ni les prévoir, ni même les indiquer et les montrer au doigt, courra plus d'une fois en sa vie le risque d'être blâmé, disons déshonoré. »

Voici un exemple de la foi qu'avait ce médecin dans ses principes. Duret, dit Bordeu, « fut, encore que plus ses deux contemporains (Baillou et Houiller), pénétré du système d'expectation répandu dans les *Prénotions de Cos* : il fut convaincu par cet ouvrage, dont il s'était nourri, que la nature guérit les malades, et que les remèdes sont impuissants lorsqu'elle ne se prête pas aux révolutions salutaires : il donna une preuve évidente de son attachement à ces principes par une expérience qu'il fit sur lui-même ; car, autant qu'il m'en souvient, l'histoire suivante le regarde ; en tout cas elle ne peut appartenir qu'à un médecin de sa secte.

Etant, dans une maladie visité par plusieurs de ses confrères qui voulaient lui faire des remèdes fondés sur leurs opinions particulières, il résista courageusement à tous leurs efforts : il voulut attendre la crise, cette crise arriva et le guérit.

Il y a toute apparence que ses confrères le regardaient dans ce moment là comme un fanatique, ou comme un systématique qui ne voulait pas se livrer aux règles de la bonne pratique. Il serait fâcheux que les propos qu'ils tinrent ne se fussent pas conservés s'ils n'étaient fort aisés à deviner : mais Duret se guérit par l'expectation; la nature, pour laquelle il avait tant travaillé, ne fut pas ingrate pour lui : elle lui procura une bonne et heureuse crise.

Il demeura sans doute persuadé qu'il eût été, sans ses connaissances, la victime des opinions de ses confrères, ou pour le plus favorable, il jugea qu'ils étaient tous à plaindre de ne pas apercevoir les prodiges que la nature opère pour la guérison des maladies. »

Les médecins anciens ont reconnu que toutes les fièvres aiguës doivent se terminer par quelque évacuation critique, qui débarrasse la nature de la matière morbifique. Lorsque cela n'arrive pas, le malade succombe.

De tous les signes, il n'en est point de plus importants, surtout dans les maladies aiguës, que ceux qui indiquent une crise qui va se faire ou qui se fait actuellement.

« J'ai vu, dit M. Eller, de jeunes médecins (pourquoi ne pas dire de grands médecins?), s'occuper à détruire les symptômes qui précèdent les crises, troubler ces efforts de la nature, et par là aigrir les maladies et exposer la vie de leurs malades à de très grands dangers ....

J'ose assurer que je suis convaincu, par une longue

expérience, qu'il périt plus de malades par la quantité et l'abus, que par le défaut des remèdes ; ce qui m'a fait désirer, pendant un grand nombre d'années, que ceux qui cultivent l'art salutaire de la médecine, voulussent bien revenir à la simplicité des anciens médecins, et surtout d'Hippocrate ; et ne plus accabler leurs malades par ces compositions monstrueuses, qui, parce qu'on n'a aucun égard aux mouvements sécrétoires et excrétoires de la nature, ne servent qu'à empêcher les crises qu'il faudrait attendre, et à aggraver la maladie qu'on voulait détruire. »

On le voit, toutes ces citations, forment un ensemble de preuves parfaitement concordantes pour établir que la doctrine des crises était une des parties les plus importantes de la médecine des anciens, et qu'elle était une des choses à laquelle ils faisaient le plus d'attention : il y en avait à la vérité quelques-uns qui la rejetaient, mais la plupart ont suivi Hippocrate et Galien : les mots de crise et de coction ont été pour eux des mots sacrés, et le travail qui les produit leur a paru digne de leur attention ; persuadés de la nécessité des grands mouvements qui l'accompagnent, ils n'ont pas essayé de les suspendre.

Mais il ne faut qu'être épris d'une passion pour les systématiques modernes pour voir, à un point de vue différent, les choses les plus simples et les moins susceptibles d'une fausse interprétation. Qu'on ouvre les livres de ces médecins de notre époque : pour eux, les anciens, c'est comme s'ils n'avaient jamais existé ; ils n'en parlent jamais dans leurs ouvrages, ou, s'ils en parlent, ce n'est qu'incidemment, et plutôt pour faire ressortir l'espèce de contradiction qui règne entre leurs idées et celles des anciens. Moi, je ne les lis jamais, ces ouvrages de nos modernes mécaniciens, je me contente, quand je les ai entre les mains, de jeter les yeux sur la table des matières, quelquefois cependant dans le corps de l'ouvrage; cela me suffit; imbu des dogmes des vieilles écoles sur les crises, je préférerai toujours errer avec les anciens que d'avoir raison avec les modernes.

Ceux-ci ont lié leur méthode avec leur théorie; on sent combien cette influence de ces idées hypothétiques sur la pratique doit avoir de suites dangereuses, non seulement parce qu'elles font employer des remèdes dont l'indication n'est tirée que des préjugés de ces médecins, mais encore parce qu'elles détournent leur attention des véritables lois de l'économie animale, par exemple, des coctions et des crises que les anciens observaient si scrupuleusement, et qu'ils ont négligées pour se charger du soin de conduire la nature, eux qui ne devaient que la suivre. Si la doctrine des crises est le fondement de la vraie médecine, toutes ces idées des médecins scolastiques modernes ne doivent-elles pas crouler entièrement.

« L'autorité d'Hippocrate, dit Baglivi et ses préceptes, nous enseignent que les fièvres ne sont pas les seules maladies soumises à la loi des jours critiques; il y a une foule d'autres affections dans le même cas.....

C'est vers le septième jour, ou vers le quatorzième, que se jugent la plupart des maladies, à moins que le médecin ne vienne, avec ses purgatifs, ses diaphorétiques et autres remèdes semblables, administrés sans méthode et sans raison, entraver la marche uniforme de la nature. Quand les choses se sont passées ainsi, les phénomènes qui se manifestent dans le cours des maladies aiguës révèlent beaucoup moins les efforts de la nature médicatrice que les effets des remèdes, et la médication alors devient tout aussi impossible que le pronostic.....

Vous tous qui exercez la profession médicale, observez scrupuleusement les jours critiques, et souvenez-vous que la guérison des maladies aiguës devient aisée quand on sait d'abord dégager la cause de ces maladies, puis observer les jours critiques d'une manière religieuse, n'employer les médicaments qu'avec une extrême réserve.....

La nature, qui se connaît, fait un peu mieux avec ses crises que les médecins avec leurs remèdes. »

S'il était encore permis d'invoquer l'autorité de Napoléon Ier à cette occasion, on verrait que son sentiment sur ce sujet est tout à fait conforme à ce dernier passage de Baglivi ; son opinion donne un certain poids à la doctrine des crises.

Un jour qu'il était agité et inquiet, son médecin lui conseillait l'emploi de quelques calmants : « Merci, docteur, dit-il, j'ai quelque chose de mieux que votre pharmacie. Le moment approche, je sens que la nature vient au secours. » En même temps, il se laisse couler sur un siège, saisit sa cuisse gauche et la déchire avec une espèce de volupté : les cicatrices s'ouvrent, le sang jaillit. « Je suis soulagé : je vous l'ai dit, j'ai mes crises, mes époques ; dès qu'elles arrivent, je suis sauvé. » Une espèce de lymphe qui sortait avec abondance cessa bientôt de couler ; la plaie se ferma et s'étancha d'elle-même. « Vous le voyez, dit Napoléon, la nature en fait tous les frais : dès qu'il y a du trop plein, elle le rejette, et l'équilibre se rétablit. » Cet écoulement périodique de sang et de sé-

rosité devenu nécessaire à sa santé, et qu'il se procu-
rait en se déchirant la peau à la cuisse gauche, datait
du siège de Toulon où il avait contracté la gale ; il
avait reçu en même temps un coup de baïonnette au-
dessus du genou, et l'éruption galeuse ayant disparu,
elle s'était trouvée suppléée par une suppuration plus
abondante de la blessure.

Cet autre passage de Baglivi mérite encore d'être
livré à la méditation des médecins qui ne seraient pas
convaincus de la réalité de la doctrine des crises.

« La pureté de l'air, dit-il, n'était point du reste la
seule cause qui procurât en Grèce l'heureuse évolution des crises ; il y avait une autre raison non moins
puissante qui concourait au même but ; je veux parler
de l'admirable prudence médicale des médecins de
ce temps-là. Leur grand principe à eux était de suivre
les mouvements, les indications de la nature, et de
n'entrer qu'après elle dans la voie qu'il y avait à suivre pour traiter chaque maladie ; on ne les voyait
point ensuite changer de méthode de traitement, à
moins qu'un mouvement nouveau ne fût venu leur
révéler à la fois ce qu'il y avait à faire, le moment et
la manière de le faire. Aussi, comme la nature médicatrice était pour eux l'expression claire d'une éternelle vérité, ils n'employaient qu'un fort petit nombre
de remèdes dans le traitement des maladies aiguës ;
ils auraient craint d'en troubler la marche régulière
et d'entraver les efforts prévoyants de la nature en
administrant au hasard des remèdes sans aucune opportunité peut-être.

Avec un traitement semblable appliqué dès le début,
il était tout naturel que les maladies aiguës, arrivées
à leur période d'état, se jugeassent d'une manière

heureuse et régulière par la manifestation des crises•
Il devenait dès lors également naturel que les médecins se trouvassent portés à considérer les crises et
les jours critiques non point comme une chimère de
l'imagination, mais comme un mouvement physique
nécessaire, destiné à procurer dans chaque espèce de
maladie le point de maturation exigé par la nature
pour la solution de ces maladies. Or, l'expérience
ayant démontré aux Grecs la certitude de ce principe,
ils se mirent à l'œuvre, et, à force de travail et de
science, ils vinrent à bout d'établir enfin la doctrine
des crises sur une base ferme et solide.

La médecine de nos jours, au contraire, aveuglée
par le désordre et l'anarchie, ne veut plus voir dans
cette doctrine salutaire le simple langage d'une nature bienveillante, et les crises ne sont plus pour elle
qu'une des fantastiques imaginations de la Grèce.
Aussi, quelles erreurs, et combien de fautes n'a-t-elle
pas commises dans le traitement des fièvres. »

Ces vues profondes et sages d'un des médecins les
plus savants du siècle dernier, qui semblent écrites
d'hier et pour les besoins du jour, et qui n'ont d'autres
sources qu'une étude assidue des phénomènes observés, au lit des malades, dans le cours d'une longue
pratique, sont peu assorties, nous le savons, à la logique des grands médecins de nos jours ; ceux-ci ne
se conduisent jamais d'après les indications que fournit l'étude des phénomènes de la marche d'une maladie; ils ne se rendent auprès des malades qu'avec
des opinions toutes faites et d'avance, et qui paraissent les dispenser de tout examen ultérieur ; la logique
en médecine ne peut cependant pas aller plus loin que
l'histoire des faits observés sur le corps vivant.

Cette question des crises est une de celles qui ont le plus occupé les médecins ; elle a eu ses représentants dans toutes les écoles, et la sanction des hommes les plus célèbres dans tous les temps ; elle a traversé tous les âges de la médecine et a reçu une sorte de consécration par plus de vingt siècles de glorieuse médecine. Voici le témoignage sur ce sujet d'une des gloires de la médecine dont peut s'honorer notre époque : M. Émile Chauffard.

« Or, je ne sais rien de plus beau que ce qu'ont écrit les anciens médecins sur les crises : pour eux, c'était le point culminant de la maladie, et ils y ont porté toute leur attention. Hippocrate, Galien, Baillou Fernel, Sydenham, Boerhaave, Stoll, Van Swieten, de Haen, Bordeu, Baglivi, Hoffmann, tous les grands médecins enfin, jusqu'à l'avènement des systématiques modernes, tous, sans exception, ont tenu le dogme des crises pour l'un des plus grands, des plus vrais, des plus utiles de la médecine. Chaque page de leurs écrits est pleine de ces idées, et s'ils se sont élevés si haut dans la pratique, c'est surtout à ces idées qu'ils l'ont dû. Avec la seule science des crises, on deviendrait presque grand praticien ; l'être sans elle est impossible. Souvent elle seule a le pouvoir d'empêcher que le médecin, qui devrait toujours être l'interprète de la nature, ne devienne un téméraire perturbateur des mouvements salutaires que détermine cette nature médicatrice. »

Quels beaux préceptes !... Qu'ajouter à de telles paroles ?... On le voit, la doctrine des crises est une déduction nécessaire des principes professés par les plus grands maîtres à toutes les époques ; elle peut être considérée comme une de ces grandes vérités qui, depuis le fondateur de la science de l'art de guérir, depuis Hippocrate, sont restées proclamées, à travers les temps, par tous les véritables observateurs. L'universalité du sentiment des médecins qui l'ont adoptée lui font acquérir la force d'un principe capable de résister à tous les ébranlements, et qui se démontre en forçant les convictions.

Cette doctrine a été sentie au lit de l'homme souffrant, découverte par ce regard inspiré qui suit et étudie avec avidité tous les mouvements de l'organisme malade; c'est cette sorte de génie appelé médical qui sait lire dans le livre profond de la nature, pénétrer sa pensée et l'exprimer d'emblée; la doctrine des crises est l'œuvre du médecin observateur.

Sans l'étude des crises, le médecin est un pilote qui vogue sans boussole sur les mers les plus dangereuses; c'est un aveugle qui veut guider les autres dans des chemins qu'il ne connaît pas. On trouvera la preuve de ce que nous avançons en lisant les ouvrages des auteurs dont nous venons de faire connaître les opinions. C'est là qu'on y appréciera l'importance de la matière qu'on y traite; les lumières qu'on retire d'une pareille étude fixent les sources des indications à remplir et bannissent le dangereux arbitraire qui règne dans la pratique de la médecine.

Il est inutile de donner plus de développement à cette question des crises que nous ne traitons ici qu'au point de vue des maladies aiguës en général, et de la maladie de M. Gambetta en particulier que nous eussions voulu voir assujettir à la loi générale de la terminaison des maladies : à la loi des crises. Cela suffit pour faire voir la place qu'occupe dans l'histoire des maladies, ce dogme particulier de la doctrine des anciens médecins; la notion de la maladie emporte celle de la crise, et une étude approfondie de celle-ci conduira toujours aux inductions vraiment les plus utiles pour la pratique de la médecine.

S'il nous était permis de faire connaître notre opinion sur la nature de la matière qui forme les crises, nous avancerions avec beaucoup de vraisemblance, que cette matière est fournie par le fluide nerveux ou les esprits animaux auxquels les anciens ont fait jouer un si grand rôle, en ce qui concerne l'histoire de l'économie animale et ses dérangements, et que les modernes négligent au point qu'ils ne daignent même pas leur accorder la plus petite place dans leurs écrits.

Ces esprits sont, sans doute, les principes les plus universels et de la santé et des maladies; ils sont le produit de l'économie animale, ou du moins leur action régulière en dépend; l'organisation si compliquée du cerveau en est constamment la source. Le savant chirurgien, Le Cat, à l'occasion des fièvres malignes qui régnèrent à Rouen en 1753 et 1754, voulut déjà lancer la pathologie dans cette voie; il soutenait que la malignité de ces maladies consistait dans une modification particulière, dans la dépravation des esprits. Il avait raison. Il appliquait ces principes aux épidémies qui sont l'objet principal de son mémoire, et à leur cure. C'est à la faveur des glandes et des houppes nerveuses qu'il regardait aussi comme des productions des nerfs, qu'il expliquait la dépuration de ce fluide nerveux.

Cette observation de tous les siècles, que les glandes sont des émonctoires ou des organes par lesquels l'économie animale se dépure, se débarrasse

des matières morbifiques, confirme merveilleuse-
ment ce système, selon lequel les glandes sont
des productions des extrémités des nerfs dans lesquelles il est naturel que ces nerfs déposent les
parties viciées de leur fluide. C'est en enchainant ces
esprits dépravés que les humeurs acquièrent ces caractères qui les font reconnaître pour critiques.

La théorie de l'action des esprits appliquée à l'étude
des phénomènes considérés soit dans l'état de santé,
soit dans l'état de maladie, est une question capitale
en médecine, à l'égale de celle des crises, et ce n'est
pas ici le lieu de la traiter avec tous les développements qu'elle comporte. Nous y reviendrons dans un
autre travail.

Nous passons maintenant à la deuxième des questions que nous nous sommes proposé de traiter : le
plan de pratique que s'était formé Hippocrate dans le
traitement des maladies aiguës.

CHAPITRE IV

DU PLAN DE PRATIQUE D'HIPPOCRATE DANS LE TRAITEMENT
DES MALADIES AIGUES; CE PLAN A ÉTÉ ADOPTÉ PAR TOUS
LES GRANDS MÉDECINS : APOLOGIE D'HIPPOCRATE.

Les auteurs qui ont le mieux écrit sur la pratique de la médecine ont suffisamment fait voir, en embrassant la doctrine d'Hippocrate, qu'ils jugeaient impossible de donner un meilleur plan ou d'établir la pratique de la médecine sur un fondement plus solide et plus raisonné.

« Le plan de médecine, dit Quesnay, qu'Hippocrate a tracé, et qui embrassait toutes les parties de la science de cet art, est le seul qu'on puisse suivre pour former une véritable médecine. » Or ce plan de pratique a été complètement oublié, perdu de vue par les médecins de notre époque : il serait pourtant bien à souhaiter qu'ils le suivissent et s'y conformassent en tout point, autant pour leur propre honneur que pour le salut de ceux qui mettent leur confiance dans leur habileté.

« Quant à ce qui me regarde, dit Picquer, je puis assurer que j'ai trouvé vrai ce que Duret dit, savoir : qu'on tire plus d'avantage de la lecture d'Hippocrate dans un jour que de celle de tous les théoriciens dans un siècle. »

L'auteur de l'*Histoire naturelle de l'homme considéré dans l'état de maladie*, etc., M. Clerc, se croyait aussi fort avec Hippocrate que l'illustre Montesquieu se le croyait quand il avait pour lui les Romains.

Tous les médecins justement célèbres, n'ont dû leurs succès, leur grandeur, leur réputation durable, qu'à leur application et à leur constance à suivre les leçons et les traces du grand scrutateur de la nature : l'oracle de Cos. Le respect que quelques anciens ont eu pour lui, a été si marqué, qu'ils imaginaient avoir invinciblement prouvé un fait, lorsqu'ils pouvaient appuyer leur opinion par quelque passage d'Hippocrate. Mais cet homme célèbre ne paraît jamais plus grand, plus profond, plus sublime, que dans ce qui concerne les maladies aiguës; c'est dans cette partie qu'il a déployé tout son savoir, toute sa pénétration, tout son génie, et qu'il nous a fait part de toutes ses richesses.

« L'école de Cos, dit Bordeu, se plut un moment à la description, l'exposition et la peinture historique de quelques maladies aiguës. Ces antiques monuments ont été respectés et admirés; mais peu de médecins ont essayé de pénétrer le plan et les véritables vues de l'auteur immortel de ces chefs-d'œuvre : plusieurs s'en sont moqués, ou les ont dédaignés. Le commun des praticiens s'est contenté de rester dans une sorte de vénération muette et religieuse, au sujet d'Hippocrate. Il y en a aujourd'hui qui en parlent souvent, sans avoir encore décidé en quoi consiste la médecine Hippocratique; ni quel est son esprit ou son caractère essentiel.....

A quoi servent donc pour ces praticiens et leurs clients, ces beaux tableaux des épidémies? Quel fut le but de celui qui en forma le projet? En quoi mérite-t il d'être imité? Jusqu'à quel point est-il permis de s'en rapporter à lui? Que prétendait-il prouver, et que voulait-il apprendre aux médecins ses contemporains et à ses successeurs? Est-il possible de pénétrer le fond de son système, à cet égard, et d'en tirer quelque utilité? Comment se mettre à sa place ou courir la même carrière que lui? Quel rôle un médecin de nos jours aurait-il à jouer pour cela? Quelqu'un essayera peut-être de résoudre ces problèmes d'une manière propre à les rendre dignes de l'attention de la multitude.

Quant au petit nombre de sages, *rari nantes in gurgite,* vraiment initiés dans l'art de guérir, et instruits de son étendue, pénétrés de son importance et de ses lois sacrées et invariables; amateurs décidés de la belle nature, ils ne perdront jamais de vue les peintures de Cos; ils les méditeront et les étudieront sans cesse, pour leur usage, pour se nourrir de ces vérités qui sont comme non avenues pour tant de praticiens.

Hippocrate s'éleva, si on peut le dire, par une force au-dessus de l'humaine, jusqu'à la main du Créateur qui pousse à leur fin tous les mouvements de l'économie animale, dans la marche, les progrès et les événements des maladies. L'agitation ordinaire des médecins et des malades les distrait et les détourne de ces vérités sublimes. »

Dans un passage qu'il cite, d'un poète, ami de Van Helmont, le même Bordeu après avoir dit que la médecine avant Hippocrate, se cachait dans les lieux les plus déserts et les moins habités; et qu'elle courait

comme égarée, sans oser se fixer, ajoute : « Hippocrate l'entrevit par hasard au pied d'une montagne
aride : il devint bientôt éperduement amoureux de
cette jeune nymphe, dont les grâces décelaient l'origine, et dont le hâle et les fatigues n'avaient point
changé la physionomie régulière et majestueuse.

« Où courez-vous, charmante nymphe ? lui dit Hippocrate, et pourquoi fuyez-vous dans des lieux presque inhabités, où vous ne sauriez trouver que des
adorateurs indignes de vous ? » La nymphe, touchée
de l'air de candeur et de la bonne mine d'Hippocrate,
lui dit avec beaucoup de modestie, mais avec confiance : « C'est vous que je cherche et que je chéris
déjà au-dessus de tous les autres humains : je vais
vous rendre le plus grand des médecins ; je partage-
rai avec vous mon immortalité. »

Hippocrate s'approche d'elle, consent à vivre sous
ses lois, et lui fit présent d'une robe légère la plus
commode, en même temps la plus simple, et qui
éblouissait par sa blancheur. Les anciens cultivèrent
la médecine sous cette parure honnête et naturelle.
Galien, après plusieurs siècles, dédaignant cette simplicité, habilla la médecine d'étoffes bigarrées, et où le
travail pénible de l'art se faisait trop sentir ; il chan-
gea la blancheur des lis en rouge éclatant ; plusieurs
ornements de tête, des pendants d'oreilles et d'autres
joyaux rendirent la médecine méconnaissable. Avicenne passa ses jours à la farder et à la masquer de
plus en plus : chaque médecin lui fit présent de quelque colifichet ; ils ne s'occupèrent qu'à varier et à
multiplier ses habits. »

Voilà une peinture de la médecine faite sur le vif :
ce rapprochement sous ce langage figuré, entre la

médecine des anciens et celle des modernes est des plus exacts. La robe légère la plus commode et la plus simple de la médecine, c'est la pratique à la tisane d'orge plus ou moins épaisse que prescrivait Hippocrate dans les maladies aiguës, en fixant les yeux sur les mouvements de la nature. La médecine habillée d'étoffes bigarrées, surchargée d'ornements, pendants d'oreilles et autres joyaux, c'est la pratique au sulfate de quinine, aux grogs, au rhum, au kirsch et au mercure des médecins modernes qui perdent tout à fait de vue le but de la nature dans la marche des maladies.

« Personne, dit Pujol, n'a plus vivement saisi qu'Hippocrate les grands traits qui caractérisent les diverses maladies aiguës, et n'a point avec plus de vérité les différentes nuances avec lesquelles elles ont accoutumé de se présenter. Non seulement il a pris la nature sur le fait, et lui a dérobé le mystère des curations; mais encore, à force d'observations et de travail, il a suivi sa marche avec tant de succès, dans les diverses périodes de ses opérations curatoires, qu'il a créé l'art de la deviner et de prédire les événements..... A considérer Hippocrate sous ce point de vue, il faut en convenir, cet homme est le génie le plus étonnant qui ait jamais existé. »

Les ouvrages d'Hippocrate ont toujours été considérés comme le fondement et la base de la science de la médecine; et le docteur Huxham n'a pas craint d'avancer, dans la préface de son excellent *Essai sur les fièvres*, qu'il n'imaginait pas qu'on pût être bon médecin sans les avoir médités profondément. On voit déjà, parmi les auteurs approuvés par la Faculté, dès le milieu du xiiie siècle, et sans l'étude desquels

4.

nul ne pouvait être admis, Hippocrate et ceux de ses traités qui lui ont acquis le plus de réputation, c'est-à-dire : *ses aphorismes, ses pronostics ; le Traité des maladies aiguës*, etc.

Cet homme célèbre à qui la nature s'était montrée toute nue attendait les jours de crises, les épiait, et n'allait pas imprudemment les prévenir, mais les secondait, ou, mieux encore, demeurait observateur tranquille des événements. Les temps sont bien changés, dira-t-on ! Oui, malheureusement, les hommes ne sont plus les mêmes : cela n'est que trop vrai ; mais la nature est toujours la même. Aujourd'hui, demain dans les siècles à venir, elle est et sera ce qu'elle a toujours été. « La nature, dit M. de Buffon, est le système des lois établies par le Créateur pour l'existence des choses et pour la succession des êtres. » Ce sont ces lois qu'il faudrait étudier, qu'il faudrait suivre, mais qu'il est toujours dangereux de chercher à prévenir.

Quelqu'un pourrait-il accuser ce grand homme d'avoir négligé de suivre cette voie ? Il nous semble entendre ce divin vieillard, et en leur reprochant leur manie systématique, dire aux médecins de nos jours : « Lisez mes ouvrages, voyez mes travaux. Dans quel état pitoyable ai-je trouvé l'art de guérir ? Combien m'en a-t-il coûté pour le former ? Combien de préjugés à vaincre, combien d'erreurs à dissiper, combien d'ennemis à combattre ? Combien de temps employé au lit des malades, à l'étude, à la réflexion, à la méditation ? Combien de maladies à connaître et à caractériser, combien de remèdes à trouver ? J'ai presque épuisé le sujet des maladies aiguës. »

La pratique de la médecine ramènera toujours les

vrais médecins, ces hommes aussi précieux que rares,
à la médecine d'Hippocrate, c'est-à dire cette vraie
médecine, dont la simplicité est toujours d'accord
avec les desseins de la nature : c'est la pratique qui
fait sentir le vide de ces hypothèses brillantes, qu'un
génie superficiel enfante après bien des efforts, et qui
tombent d'elles-mêmes, pesées au lit des malades.

Heureux le mortel qu'un jugement sain, exempt
des préjugés des écoles, met dans le cas de profiter
d'un si fructueux moyen d'instruction ! Toujours utile
à ses concitoyens, sans jamais craindre de leur avoir
nui, il moissonne des lauriers dont le fond de son
cœur ne lui reprochera jamais la jouissance. Il entend
avec indifférence les cris jaloux de ces demi-savants
qui veulent asservir les maladies aux caprices de leur
imagination. Sa réputation, fondée sur le vrai mérite,
ne souffrira jamais d'atteintes bien réelles.

C'est à Hippocrate que la nature avait doué des
talents requis pour observer ses mystères que nous
devons les progrès de la médecine. C'est ce même
grand homme qui a été nommé presque le soleil
fait pour éclairer la sphère de la médecine, dans
laquelle les médecins de nos jours ne devraient se
considérer que comme des astres secondaires, lumineux quelquefois à la vérité, mais dont les rayons
ont besoin d'être réchauffés par cette lumière antique qui a su, sans s'affaiblir, percer l'obscurité de tant
de siècles, et sans laquelle les médecins ne peuvent
guère aujourd'hui se flatter que de marcher à tâtons
et de s'égarer.

On voit combien il est impossible de donner à la
médecine d'autre base que celle sur laquelle Hippocrate a bâti, c'est-à-dire l'observation de la nature ;

et par conséquent combien peu d'estime on doit faire
de ceux qui s'écartent, ou qui dans la suite s'écarte-
ront de son plan. Mais aujourd'hui les médecins
accordent beaucoup de confiance aux médicaments,
on s'imagine que la guérison du malade dépend toujours du remède que l'on prescrit, on ne voit que des
indications à remplir, on en voit pour chaque symptôme, et la grande considération des mouvements
auxquels se livre la nature pour préparer et amener
une solution est souvent négligée.

Peu de médecins ont montré autant de zèle que
M. de Haen, pour la médecine. Élève du célèbre
Boerhaave, il prit, dans l'école de son maître, un goût
ardent, une véritable passion pour les ouvrages
d'Hippocrate; il en fit sa lecture favorite. On voit, par
ses écrits, qu'il connaissait parfaitement les ouvrages
de cet homme sublime et immortel. Il en recommandait à ses disciples la lecture assidue; il leur en mon-
trait l'exemple, il ne leur parlait point qu'il n'eût
Hippocrate à la main.

Les écrits de ce médecin ont été considérés comme
une mine dont on tire des lingots d'or depuis vingt
siècles, et qui pourtant ne s'épuise point. Et ce n'est
pas sans étonnement qu'on voit quelques détracteurs
porter la hache sur ce bois antique et sacré, pour
lequel les Asclépiades et leurs successeurs avaient
plus de vénération qu'on n'en eût autrefois pour la
forêt de Dodone.

On sait que les auteurs de médecine ne sont esti-
més dans les siècles qui succèdent au leur, qu'en proportion des vérités pratiques que leurs ouvrages ren-
ferment; à ce compte on peut dire que ceux d'Hip-

pocrate ont acquis encore plus de célébrité que d'années.

« Les anciens systèmes de médecine, dit Bordeu, eurent des côtés beaucoup plus heureux que les modernes. Ces derniers ne brillent que dans les académies, sur les chaires entourées d'enfants et de curieux, dans les assemblées du grand monde, et même sur les tréteaux, et dans les livres que tout le monde veut juger. Les éléments de la médecine ancienne s'apprennent et s'éclaircissent auprès des malades, dans les hôpitaux, et dans le commerce des hommes valétudinaires, dans la méditation, dans l'étude des phénomènes particuliers aux divers âges, aux divers tempéraments, aux passions, aux talents, aux positions particulières où se trouvent les hommes, à leurs habitudes ; enfin la médecine s'apprend dans les vieux auteurs, ennuyeux pour les physiciens, qu'il faut étudier pour les entendre, et auxquels on ne peut appliquer ni le calcul, ni le compas, ni les expériences amusantes qui arrêtent les passants. »

Admirateur passionné des médecins de l'antiquité, surtout d'Hippocrate, qui fut son auteur de prédilection, celui qu'il cite le plus souvent dans ses ouvrages, Bordeu, on le voit, n'accordait qu'une médiocre confiance à la direction suivie par les modernes dans l'étude de la médecine. Que les médecins de nos jours soient de bonne foi ; ceux d'entre eux qui se pourraient prévaloir de l'opinion ou du sentiment de ce prince de la médecine ne seraient encore que des Pygmées montés sur les épaules d'un géant, et qu'ils rendent justice à Hippocrate.

« Ce n'est point le langage de l'homme, dit Baglivi, c'est le langage de la nature elle-même que parle Hippocrate. L'antiquité médicale n'a rien produit qu'on puisse comparer avec cet illustre fondateur de la science, et l'avenir ne produira rien de semblable jusqu'à ce que les médecins, revenus de leurs longues erreurs et sortis de leur profond sommeil, aient pu saisir enfin toute la distance qui sépare cette mâle et historique médecine de la Grèce des romanesques spéculations modernes, jusqu'à ce que moins confiants dans les orgueilleuses fictions de l'imagination, ils aient fini par comprendre qu'au lieu d'étouffer la médecine dans les étroites limites de l'esprit humain, on doit plutôt lui en ouvrir toutes les barrières, afin qu'elle puisse s'élancer en liberté dans le vaste champ de la nature.....

Mais si l'on voit un homme s'appliquer avec ardeur à l'étude des vieux praticiens hippocratistes ; si on le voit employer toute sa force pour imiter, pour atteindre cette incroyable puissance de la pratique ancienne, il est impossible de refuser à cet homme le titre d'ami sincère de la vérité.

Voilà, ô mes amis ! voilà la vraie, la noble ambition qui doit animer nos âmes : repoussez tous les conseils contraires, et plongez-vous dans l'étude de cette grande pratique de l'antiquité. C'est elle qui, comme une source intarissable, a versé jusqu'à nos jours des flots de sagesse médicale, et c'est elle encore elle seule qui peut aujourd'hui appeler sur vous les succès et la gloire. »

Ce langage de Baglivi n'atteste-t-il pas la sûreté merveilleuse de cette prédiction d'Hippocrate, quand il disait : « La médecine est dès longtemps en possession de toute chose, en possession d'un principe et d'une méthode qu'elle a trouvés ; avec ces guides, de nombreuses et excellentes découvertes ont été faites dans le long cours des siècles, et le reste se découvrira si des hommes capables, instruits des découvertes anciennes, les prennent pour point de départ de leurs recherches; mais celui qui, rejetant et dédaignant tout le passé, tente d'autres méthodes et d'autres voies, et prétend avoir trouvé quelque chose, celui-là se trompe et trompe les autres. »

§ 1er. — *De la nécessité de la fièvre pour préparer la coction de la matière morbifique.*

Après avoir apprécié Hippocrate comme praticien, et fait sentir de quel poids son autorité peut servir à appuyer une théorie quelconque en médecine; il nous reste à examiner en quoi consiste ce plan qu'il a suivi dans le traitement des maladies aiguës. Ce plan était très simple; et la théorie qu'Hippocrate s'était formée a été tirée de ses effets. Comme ce fut en suivant et en perfectionnant ce plan que Boerhaave parvint lui-même à ce degré sublime de réputation qu'il eût durant sa vie, c'est ce dernier que nous allons suivre dans l'exposition de ce plan.

Un auteur anglais, Barker, qui, dans son livre: *Essai sur la conformité de la médecine des anciens et des modernes, etc., dans les maladies aiguës*, a fait une étude approfondie de la méthode des meilleurs praticiens dans le traitement des maladies aiguës, sera notre guide. Il introduit Boerhaave adressant lui-même la parole à ses disciples, et leur expliquant sa propre doctrine en ces termes :

« Il y a dans toutes les fièvres quelque chose d'hétérogène dans le corps ou quelque chose qui s'écarte de
l'état de santé ; c'est ce qu'on peut appeler la cause
matérielle de la fièvre. Or, il faut que cela soit assimilé, c'est-à-dire qu'il redevienne sain, ou qu'il soit
mis hors du corps par les voies convenables, avant
que le malade puisse recouvrer la santé. »

Tout ce qui n'est pas analogue à notre substance
excite en nous un mouvement expulsif qui tend à
l'éloigner et à en débarrasser nos organes. Or, c'est
précisément cet hétérogène qui doit être enveloppé
et intimement incorporé dans les sucs par la coction
d'après la théorie des crises.

Après avoir montré la nécessité des crises pour la
guérison des maladies, Boerhaave ajoute que « avant
chaque crise il est nécessaire qu'il se soit fait une
coction de la matière fébrile, ou un changement qui
la dispose à être mise dehors..... Il n'y a point d'autre
cause de la coction, aussi bien que de l'évacuation critique de la matière nuisible que *la fièvre elle-même*,
ou ces commotions que la nature excite durant le
cours d'une maladie ; de même que ce n'est point *le
médecin qui guérit la fièvre,* mais qu'on peut dire fort
proprement que *la fièvre se guérit elle-même* par la
coction et l'expulsion de la matière morbifique. Telle
étant la méthode que la nature suit dans la cure des
fièvres, le devoir d'un médecin n'est pas de faire une
étude trop recherchée des causes de ces maladies,
mais il doit s'attacher à observer leurs effets pour
apprendre quels sont les moyens que la nature prend
pour écarter la fièvre, et en chasser la cause matérielle.....

Comme donc la coction de la matière fébrile est

l'effet d'un degré convenable de chaleur, le moyen de la favoriser, est de modérer les mouvements fébriles de façon qu'ils ne soient ni trop violents et trop impétueux, ni trop faibles et trop lents : de là vient qu'il est d'une absolue nécessité pour un médecin, de bien connaître les symptômes qui marquent quand la fièvre est trop forte et quand elle ne l'est pas assez, pour répondre à l'intention de la coction, et de savoir quels sont les moyens propres à la diminuer où à l'augmenter, à la modérer ou à l'exciter selon que la nature l'exigera ; car c'est dans une juste modération de la fièvre que consiste tout le secret de la guérison. »

Il y a loin de la méthode à laquelle ces principes conduisent, à la pratique des médecins de notre époque dont tout le talent consiste précisément à supprimer cette fièvre si nécessaire d'après les doctrines anciennes.

« Il doit paraître étrange à bien des gens, dit Barker, que nous assurions qu'Hippocrate n'a jamais tenté *de guérir une fièvre* ; il est cependant très vrai qu'il ne l'a jamais entrepris dans le sens ordinaire du mot guérir, qui veut dire, *arrêter les mouvements fébriles,* ou éteindre la fièvre par le secours de l'art ; car il pensait (et il n'est point de médecin prudent qui ne pense de même) que la guérison d'une fièvre doit être laissée à la nature ; tout son dessein était de modérer, de conduire, et d'aider ses mouvements. »

D'après cela il semble que la fièvre qui se déclare dans une maladie est de tous les accidents, le moins alarmant ; qu'elle est, au contraire l'événement le plus favorable, et celui qu'il est le moins permis de croiser. Les médecins, loin de s'occuper toujours des moyens de l'opprimer, sans égard et sans ménagement, ne devraient-ils pas s'attacher à la retenir dans de justes bornes ? Habilement dirigée ne deviendrait-elle pas l'instrument des plus brillantes cures ? Le succès suivrait constamment une manœuvre si régulière.

La fièvre si salutaire et si nécessaire pour la coction et si imprudemment appréhendée par les médecins de nos jours, doit seule faire tout le bien que l'on désire ; Hippocrate et ses successeurs ne la craignaient point, parce qu'ils savaient et connaissaient trop bien que c'est la seule ouvrière de la coction.

Mais ce n'est pas seulement dans les maladies aiguës que la fièvre est utile pour la guérison des maladies ; elle est aussi nécessaire pour presque toutes les maladies chroniques ; on sait que ce n'est qu'en les convertissant et en leur donnant le caractère des aiguës qu'on parvient à les guérir ; sans entrer dans le détail des maladies dont la fièvre est le remède, sans tenter de prouver comment la nature a souvent corrigé des constitutions faibles, et rétabli des malades que l'on croyait comme perdus, par le moyen des affections fébriles, il suffit de faire sentir qu'elle ne peut qu'être ici très avantageuse. Dans les maladies soporeuses en particulier, songer à réveiller le ton affaibli du cerveau, c'est le grand point de la curation ; c'est imiter la nature qui termine les affections comateuses par la fièvre, comme l'ont observé les plus excellents praticiens.

Le sulfate de quinine donné au début d'une fièvre dans le but de la supprimer, arrête donc cet effort salutaire que fait la nature pour opérer la coction, ou, comme disaient les anciens, la maturation de l'humeur morbifique, et son expulsion par celle des voies excrétoires qu'elle choisit.

Le célèbre Tronchin croyait que toute fièvre était nécessaire à la guérison des maladies ; il excitait cette fièvre, l'allumait, l'entretenait par des remèdes chauds et actifs. La violence de la fièvre ne doit même point effrayer ; Bordeu n'a-t-il pas dit : « que les inoculés ont appris qu'on peut avoir la fièvre et même jusqu'au transport, sans qu'il faille pour cela sonner le tocsin, charger le malade de remèdes, s'opposer de toutes ses forces à ces accidents, et s'alarmer au point de regarder comme des miracles la destruction de ces phénomènes, qui se dissipent d'eux-mêmes un peu plus tôt ou un peu plus tard......

On regarde enfin comme une augmentation de la maladie, les plus légères nuances du travail nécessaire pour ôter la cause de cette maladie. On veut détruire cet appareil critique, souvent moins alarmant que les douleurs de l'enfantement et les secousses du vomissement. »

Comme il n'arrive pas dans un grand état malade, ou réduit à l'anarchie, une révolution qu'elle ne soit précédée de trouble, de tumulte et d'agitation ; de même la crise vient toujours à la suite de grands mouvements : mouvements effrayants, qu'il est important qui soient bien connus du médecin, car l'usage de toute espèce de remède est dangereux dans ce temps là.

L'exacerbation critique décisive est ordinairement la plus violente, et la plus laborieuse de la maladie, principalement dans les maladies fort aiguës ; c'est pourquoi on ne doit pas s'effrayer de la violence des symptômes, surtout des symptômes propres de la fièvre : car la violence de ces symptômes est toujours alors de bon augure, parce que la coction s'opère alors plus sûrement.

« La fièvre, dit Bordeu, est la grande et l'unique ressource ; Hippocrate le répète en plusieurs endroits du livre *de morbis*, que nous venons de citer. Il le répète parce qu'il l'avait vu et non point parce qu'il l'avait imaginé. Il faisait ses tableaux d'après nature, et sur le sujet même. Nous ne saurions assez le publier dans un siècle où tant de médecins, et tant d'autres personnages sont, pour ainsi dire, à l'affût de la fièvre, pour la combattre dès qu'elle ose se montrer. Pauvre manœuvre, fondée sur l'impéritie, et qui pis est encore sur des opinions scientifiques, mille fois plus dangereuses qu'une sage et modeste incertitude. »

Nous en sommes toujours réduit à nous demander, à quoi bon le sulfate de quinine ?... Ces paroles de Bordeu ne sont-elles pas la meilleure critique que l'on puisse faire, de la méthode que vous avez suivie, messieurs, auprès de M. Gambetta. Que pourriez-vous répondre à cela ? Quels arguments auriez-vous à opposer aux autorités dont nous nous prévalons ici ? Toutes ces grandes vérités ne sont-elles pas considérées comme non avenues pour vous ?... Mais ce même Bordeu n'a-t il pas dit encore dans une autre circonstance : « qu'une semaine de fièvre avait fait ce qu'il n'avait pu faire avec six mois de remèdes !... La fièvre est un secours, et cependant on ne cherche qu'à l'éteindre ! »...

Toute fièvre, comme l'on voit, est un effort excrétoire ou un effort des organes, qui tend à détruire une cause de maladie. Tous les médecins qui ont médité les anciens ouvrages de médecine raisonnent parfaitement d'après les mêmes principes.

« Démontrer que la fièvre était utile, dit Robert,

c'était prévenir ces cruelles alarmes que répand le seul nom de fièvre, c'était familiariser les médecins avec la fièvre, c'était la leur faire désirer pour guérir des maladies qui sans elle seraient incurables... La coction et l'excrétion qui sont deux degrés dans la marche d'une maladie, sont l'ouvrage de la fièvre... C'est que plus la fièvre est forte, plus elle devient salutaire. »

On sait aussi toute l'influence médicatrice que Sydenham attribue à la fièvre : il s'inquiétait moins de la faire disparaître, qu'il n'examinait attentivement si les mouvements ou le travail qu'elle excitait étaient en raison des symptômes de la maladie, afin de la modérer ou de l'augmenter, selon les circonstances. Cette manière d'envisager la fièvre a été, de tout temps, celle des grands médecins que l'on regarde à juste titre comme les plus profonds observateurs ; et ce point de doctrine a reçu un nouveau développement par d'autres médecins plus modernes encore, tels entre autres que Pujol, Dumas, dans leurs mémoires couronnés par la Société royale de médecine de Paris.

Toute fièvre aiguë n'est donc évidemment qu'une lutte entre la nature et les causes morbifiques quelconques. La nature peut bien succomber dans le combat ; mais, comme l'a très bien dit Junker, quel que soit l'événement, le *salut* du malade n'en est pas moins, dans toutes les fièvres vives, l'unique fin qu'elle se propose. Si l'on veut encore, la fièvre est une maladie ; mais aussi, faut-il convenir avec Celse, qu'elle fait en même temps l'*office* d'un véritable remède.

« La fièvre, dit Quesnay, qui fait le principal objet des médecins, est au contraire celui qui devrait le moins les occuper, puisque la fièvre se guérit elle-même par son propre mécanisme, qu'elle ne fournit point en elle-même d'indications curatives, et que les fonctions du médecin se réduisent dans la cure de cette maladie à dissiper les obstacles, et à faciliter les opérations salutaires de l'économie animale..... Lorsqu'il ne s'agit que de la fièvre, il ne doit pas entreprendre de l'éteindre ; cette guérison est réservée à la nature même. » Que devient le sulfate de quinine ?

La nature, en excitant la fièvre dans les maladies, ne s'écarte donc point du but qu'elle se propose, dans toutes les occasions où elle s'en sert comme d'un instrument favorable à ses vues : elle tend à dompter la matière morbifique, à la subjuguer et à en délivrer le corps des malades. Asclépiade avait pour maxime qu'il fallait guérir la fièvre par la fièvre. Qu'on se rappelle le marbre de Transylvanie, sur lequel on lisait une inscription de *Camilla Amata*, qui implore le secours de la fièvre pour son fils malade.

« Avant Hippocrate, dit Ed. Auber, toutes les modifications indistinctement, tous les troubles, tous les désordres, tous les changements qui se manifestèrent dans le système vivant, étaient regardés comme des mouvements maladifs, comme des actes ou accidents morbides qu'il fallait immédiatement combattre ou conjurer !... On ne connaissait par conséquent qu'une moitié du tout, qu'une moitié des faits, ou du moins on ne se rendait que très incomplètement compte du caractère complexe des phénomènes vitaux, de leur liaison et de leur but différent ; en un mot, on n'y voyait que d'un œil, s'il est permis de s'exprimer ainsi.....

Qu'arrive-t-il quand un trouble notable s'opère

brusquement dans l'économie? La fièvre s'allume, et dans ce cas elle est incontestablement le résultat de ce trouble. — Que voit la masse des spectateurs dans cette apparition, dans cette explosion de la fièvre? Un événement grave, une complication redoutable.— Que fait-on ordinairement dans cette conjoncture? On combat la fièvre et l'on met tout en œuvre pour arrêter son cours.

Eh bien, en agissant ainsi, est-on réellement dans les voies de la nature? Non assurément, du moins dans la majorité des cas.

Que prescrit donc en pareille circonstance la sagesse éclairée par la science? Elle ordonne au médecin d'attendre patiemment, d'épier la nature, de se rendre compte de ses mouvements, d'établir la part des phénomènes vitaux, de les classer en raison de leurs tendances favorables ou nuisibles, et de ne voir dans le mouvement fébrile qu'un effort de la nature salutaire en lui-même, mais pouvant devenir dangereux par ses excès.

En effet, Stoll l'a dit avec une raison profonde : La fièvre est un effort de la vie qui a pour but de détourner la mort : « Igitur febris est affectio vitæ conantis mortem avertere. » Tels sont les principes de tous les médecins qui ont compris Hippocrate, et ce sont ces principes qui ont arraché à Fagon, premier médecin de Louis XIV, l'exclamation qu'il fit au lit du grand Roi, exténué, rendu et presque mourant : Que ne puis-je, mon Dieu, lui donner la fièvre! » (1).

Il semble donc que tout mouvement fébrile doit être regardé comme critique, ou tendant à procurer

(1) Auber (Ed.) *Philosophie de la médecine*, Paris, 1865, pages 39 et 41.

des crises, parce qu'il tend à la destruction de l'arrêt
qui cause ou qui fait la maladie. Les partisans d'Hippocrate disent qu'il y a des maladies dans lesquelles
les symptômes paraissent effrayants, quoiqu'ils ne
soient au fond que des efforts victorieux de la nature :
c'est ainsi que les redoublements qui précèdent les
crises sont toujours fort considérables. Ce serait une
erreur funeste que de prendre ces efforts salutaires
qui annoncent la guérison, pour des symptômes auxquels il faudrait apporter de prompts remèdes. Suivant ce système, c'est au médecin à savoir discerner
dans les maladies graves quels sont les symptômes
qui annoncent les efforts heureux de la nature, afin
d'en profiter, au lieu de les craindre mal à propos : il
faut s'attacher à connaître les voies que la nature tend
à se frayer, et à les suivre par une méthode convenable de traitement.

En raisonnant d'après ces principes, n'est-on pas
fondé à vous reprocher, messieurs, de faire prendre
tant de médicaments au hasard, sans vous occuper
de crise ou de coction à quelque époque de la maladie
que ce soit, et quelle que puisse être l'activité de ces
médicaments. Ne pourrait-on pas définir votre médecine en disant que c'est : « L'art d'introduire gravement des drogues que vous ne connaissez point dans
un corps malade que vous connaissez encore moins. »
Les médecins devraient, ce nous semble, être un peu
moins savants et un peu plus guérisseurs.

« C'est que la sanction véritable de nos théories et
de nos raisonnements, dit Baglivi, consiste uniquement dans les succès pratiques qu'ils procurent. Sans
cela, on ne doit s'y fier qu'avec une grande réserve ;
et tout homme qui négligera cette vérité, outre qu'il

tombera bientôt dans les plus funestes erreurs, fournira encore à l'ignorance du vulgaire l'occasion de nous jeter à la face le honteux adage *qui fait de la médecine un royaume d'aveugles.* »

D'autres médecins sont du même avis : « La thérapeutique, dit le docteur Bégin, est la pierre de touche de toutes les théories ; c'est au nombre des guérisons qu'ils opèrent qu'on doit juger du mérite des praticiens. »

« Pauvres malades ! dit A. Guyard, n'est-ce donc pas assez déjà pour vous d'être les malheureuses victimes des maladies, sans devenir encore la proie des médicaments ! Les Anglais appellent un malade *the patient, le patient* ; peut on mieux peindre l'état d'un homme aux prises avec MM. de la Faculté ! »

S'il est téméraire de prétendre que les drogues que vous avez fait prendre d'une manière si intempestive à votre pauvre malade, aient pu contribuer à sa mort, on peut du moins affirmer qu'elles ne l'ont pas empêché de mourir ; donc elles étaient complètement inutiles. Que répondre à cela ?

Pour terminer ce que nous avons à dire, en ce qui concerne la fièvre dans les maladies aiguës, d'après Hippocrate, il suffira de dire qu'il employait les clystères et quelquefois la saignée pour la modérer quand elle était trop forte ; de même que le régime rafraîchissant par la tisane d'orge qu'il ne poussait qu'aussi loin qu'il le fallait pour empêcher la fièvre de devenir trop violente, mais pas pour empêcher la coction, et, par conséquent, jamais en vue de supprimer la fièvre qu'il croyait nécessaire pour la guérison du malade.

5.

§ 2. *La coction de la matière morbifique est nécessaire pour préparer la crise ; elle précède toujours celle-ci.*

Nous avons à examiner jusqu'à quel point la coction est nécessaire pour que la crise se puisse faire.

« J'ai déjà remarqué, continue Boerhaave, que toutes les fièvres se terminent, soit par une simple coction des humeurs morbifiques, soit par leur coction suivie d'une *évacuation critique*, et que le devoir propre d'un médecin est d'avancer cette coction et cette évacuation. »

La coction est nécessaire pour préparer les humeurs à être évacuées ; nous avons vu en parlant de la fièvre combien celle-ci contribue à faciliter le travail de la coction. C'est ordinairement dans les urines que les premiers signes de coction se font apercevoir ; elles deviennent d'une couleur citrine, et il s'y dépose beaucoup de sédiment ; le pouls devient souple, fort et élevé.

Toutes les maladies se guérissent et se terminent par coction et excrétion. Les anciens produisaient la coction des humeurs, en augmentant la chaleur, en excitant les oscillations des vaisseaux, et le mouvement intestin des liqueurs, leur excrétion, en leur préparant des issues, et en favorisant leur évacuation par le feu.

Nous avons dit que la fièvre est un mouvement salutaire de la nature, qui tend à débarrasser l'économie animale d'une matière qui lui est ennemie, mais qui ne peut être évacuée ou chassée du corps, que lorsque la coction ou l'assimilation en est faite à un certain point : c'est ce que Sydenham et autres observateurs ont avancé avec fondement. Ce qui doit guider un médecin dans le traitement d'une maladie, ce sont donc les mouvements de l'humeur morbifique; ou les signes de crudité et de coction.

Les humeurs cuites sont celles qui ont été travaillées par la nature; ou plutôt, c'est le résultat du travail de la nature : les humeurs crues sont celles qui, n'ayant pas été travaillées par la nature, sont destinées à subir ce changement.

Les praticiens ont observé et observent tous les jours, qu'après avoir obtenu des évacuations considérables, soit par les vomitifs ou les purgatifs donnés dans le commencement de la maladie, soit encore, comme le font quelques-uns, par une continuation non interrompue des purgatifs, depuis le commencement du mal jusqu'à la fin, la maladie n'en a pas moins suivi l'ordre naturel, c'est-à-dire parcouru tous ses temps, souvent au grand étonnement de plusieurs : qu'était-ce donc qui fomentait la fièvre, ou qui l'entretenait ? C'est l'humeur crue; c'est cette humeur qui n'avait pas encore subi l'élaboration nécessaire; c'est cette humeur dont le changement est si indispensable, qu'aucune maladie ne se termine sans qu'il n'ait eu lieu, ou n'ait été achevé; c'est précisément cette même humeur qui, après le travail de la coction, s'est montrée, par les excrétions du bas-ventre, sous forme d'une matière liée, jaune, et de consistance de purée; dans les urines, sous l'apparence d'un sédiment blanc et bien lié; on la voit, dans les crachats, d'une consistance et d'une forme à peu près égale à celle du pus; dans une sueur critique, sous la forme d'une rosée comme onctueuse, et plus ou moins fétide; c'est la matière des abcès, des gangrènes, en un mot, de toutes les éruptions critiques.

La matière crue, nous dit Hippocrate, est claire, ténue, limpide ; elle ne sort qu'en petite quantité et avec irritation : il faut qu'elle s'épaississe, et qu'elle prenne la consistance requise par la nature, pour former la matière cuite.

Croira-t-on maintenant, que le changement que doit subir l'humeur morbifique ou crue puisse être l'ouvrage de l'art ? Croira-t-on que son évacuation puisse être anticipée ou sollicitée au gré du médecin ? La nature est trop maîtresse de ses opérations : en vain voudrait-on empiéter sur ses droits ; les mauvais succès annonceront toujours les mauvaises entreprises : nous savons seulement que la fièvre, malheureusement encore si appréhendée, est l'agent par qui s'opère le changement de l'humeur morbifique ; mais les moyens dont il se sert nous sont encore inconnus ; et l'humeur morbifique ne se montre jamais à nos yeux, que crue ou cuite, dans toutes les formes différentes qu'elle prend.

C'est précisément à ces deux états que se rapporte le fameux aphorisme d'Hippocrate et qui a donné lieu à tant d'interprétations différentes : « Purger les humeurs après la coction ; mais craignez d'émouvoir celles qui sont crues, surtout au commencement des maladies, à moins qu'il n'y ait turgescence : ce qui arrive rarement. »

Il est donc incontestablement vrai que la matière crue est destinée à subir la coction pour la terminaison heureuse de la maladie, et qu'on ne doit point chercher à l'évacuer avant qu'elle n'ait subi les changements nécessaires ; et lorsque la coction sera faite, ce que l'on reconnaît facilement à la diminution des symptômes, aux urines épaisses, plus ou moins blanches, et qui déposent peu de temps après être rendues ; alors on peut évacuer. C'est pour cela qu'Hippocrate attendait le temps marqué où la matière fébrile, travaillée et préparée par la coction, excitât, par une affinité particulière, l'irritabilité de tel ou tel organe excrétoire, qui devait lui donner issue au dehors.

Le médecin qui veut agir dans une maladie doit donc prendre ses indications des signes fournis par la coction ; il doit pouvoir juger si la matière évacuée est telle qu'on doit l'attendre et la désirer pour le soulagement du malade ; car il est à observer comme une loi invariable de l'art de guérir, qu'afin qu'une évacuation soit au profit du malade, il faut que la matière évacuée soit cuite, et préparée à l'expulsion, par la nature elle-même. Il est donc de la plus grande importance que les médecins se familiarisent avec les termes de coction et de crise, qu'ils ont complètement oubliés, et qu'ils ne comptent plus guère sur les apparences de guérison, s'ils n'en trouvent les marques distinctes dans les différentes excrétions.

La coction modifie singulièrement l'hétérogène qui cause la maladie ; on a observé que le virus qui n'a pas éprouvé la suppuration, est plus âcre que celui qui y a été assujetti, surtout dans la petite vérole ; la suppuration corrige donc les effets du virus.

La coction est la voie de guérison la plus ordinaire, elle est l'ouvrage de la nature, elle est le produit de ces mouvements extraordinaires que l'on a jugé à propos d'appeler du nom de fièvre. Ce travail sert à préparer les humeurs et à leur donner cette couleur et cette consistance, qu'elles doivent avoir pour qu'elles soient vraiment critiques.

Donner des idées nettes et précises sur le travail de la coction, faire entendre en quoi consiste son mécanisme, prouver sa nécessité, c'est répandre le plus grand jour sur la médecine pratique. Sans coction point de guérison; la coction doit être l'objet capital de tous les médecins, c'est à la favoriser que doivent tendre toutes les différentes méthodes de traitement.

Le temps de la coction doit donc être un temps sacré pour les médecins. Son travail exclut l'usage de tout remède actif. Que l'on juge maintenant si l'on doit prendre pour ses guides dans la pratique, les médecins qui purgent et font prendre drogues sur drogues : sulfate de quinine, grogs, kirsch, mercure, etc., indifféremment dans tous les temps d'une maladie.

« Les anciens, dit Quesnay, s'étaient soumis à l'empire de la chaleur naturelle dans la guérison de la fièvre ; ils avaient reconnu la nécessité de la coction des humeurs vicieuses, et de l'observation des signes qui marquent cette coction, et qui annoncent les évacuations critiques et salutaires que procure cette même coction, qu'on ne peut obtenir que de la chaleur naturelle. Toute leur conduite dans la cure de la fièvre était réglée par les opérations mêmes de la nature. Plus on s'est écarté de la doctrine de ces grands maîtres, plus on s'est égaré, plus on s'est livré à de fausses idées, plus on s'est plongé dans une ignorance honteuse, et plus la médecine a été funeste au genre humain. »

Voilà l'opinion d'un grand homme, partisan de la doctrine des anciens, sur les crises. Cela n'a pas empêché que ce vieux langage incompatible avec les erreurs des modernes, a été expulsé des écoles, et on a rejeté avec lui la doctrine qu'il exprimait ; doctrine réelle et incontestable, mais ignorée dans un temps où l'on a abandonné l'étude de la nature, pour se livrer sans réserve à des opinions séduisantes, suggérées par les prétendues découvertes de la science moderne.

La sûreté du succès qui est annoncé par les signes de la coction, n'exclut pas cependant toute incertitude ; il faut au moins que les signes marquent une coction bien parfaite et bien complète, et que ces signes persévèrent jusqu'au moment de la crise, et qu'il ne survienne, soit de la part du médecin, soit de la part du malade, ou de ceux qui le gouvernent, aucun accident qui s'oppose à la coction et à la crise.

Quesnay distingue deux sortes de coction : la coction excrémenteuse et la purulente. Les fièvres dont la cause est facile à dompter, que presque tous les excréments peuvent la saisir et l'entraîner par les voies excrétoires, guérissent indépendamment d'une coction purulente. L'excrément purulent a la propriété de saisir, d'envelopper et d'entraîner la cause humorale des fièvres qui passent le premier septénaire et qui durent plusieurs semaines. Les observateurs attendent la coction purulente comme le terme de la maladie, et sont fort attentifs à tous les signes qui l'annoncent, et à tous ceux qui marquent des dispositions qui lui sont contraires.

Cette coction, pour le plus tôt qu'elle puisse s'accomplir par la fièvre, exige au moins sept jours, et des exacerbations longues et vives ; car autrement la coction qui pourrait arriver, et qui terminerait la fièvre, ne serait pas une véritable coction purulente, mais plutôt une coction excrémenteuse, suffisante cependant pour la guérison de la maladie, dans les cas où la cause de la fièvre est facile à dompter.

Dans les fièvres qui ne peuvent se terminer que par la coction purulente, il faut que cette coction s'opère par degrés; car lorsque dès le commencement de la maladie et sans aucun prélude de cette même coction, les urines déposent un sédiment, même un sédiment louable en apparence, on doit plutôt regarder ce sédiment comme une marque de crudité, que comme un signe de coction. En effet, un tel sédiment qui paraît dès le commencement de la maladie, ne peut pas être un sédiment purulent; parce qu'il faut au moins sept jours d'une fièvre vive pour la production de l'humeur purulente : ainsi tout sédiment qui paraît avant le temps nécessaire à la formation de cette humeur, ne peut pas être un vrai sédiment purulent. Ce sédiment peut cependant suffire pour terminer une fièvre régulière, et dont la cause, ainsi que nous l'avons dit, est facile à dompter.

La coction purulente se fait donc lorsque la maladie est parvenue à son plus haut degré ; car, c'est par la violence même de la fièvre qu'elle s'exécute : ainsi le temps de la vigueur de la fièvre est le temps même de la guérison de la maladie.

Les matières morbifiques sont donc de deux sortes : les unes parviennent facilement à l'état de coction excrémenteuse et se guérissent aisément par le mécanisme de la fièvre; les autres, au contraire, ne peuvent être expulsées que par le moyen de la coction purulente et des crises; ce qui ne s'obtient que par une fièvre plus ou moins vive, qui dure plus ou moins longtemps, selon qu'elle est plus ou moins violente, ou que son mécanisme est plus ou moins empêché ou troublé par d'autres maladies qui l'accompagnent.

On voit par ces quelques considérations sur la coction, de quelle importance elle est dans l'histoire des maladies, et qu'elle attention elle mérite de la part du médecin. Il arrive souvent que des malades passant tout d'un coup d'un état très fâcheux à une situation tranquille, et dans lesquels la fièvre et les symptômes paraissent calmés, avant que la maladie eût donné quelques signes de coction; puis ils sont enlevés subitement par des convulsions ou un délire furieux.

Combien de fois voit-on de fausses convalescences tromper les espérances des malades et des médecins? On attribue alors communément la rechute à quelque erreur dans le régime: mais les praticiens éclairés trouvent la cause de cette rechute dans une coction imparfaite de l'humeur fébrile; et ils ne voient, dans le retour de la fièvre, que les restes indomptés d'une humeur qui a échappé aux précédents efforts que la nature a faits pour s'en débarrasser.

Galien observe que la coction parfaite est toujours suivie de l'excrétion. Et Grant assure « que les fièvres d'accès qui sont accompagnées d'un pouls fort, d'une urine haute en couleur, d'une peau humide, de la liberté du ventre, parviennent en peu de jours à une bonne coction et à une crise parfaite, si on les conduit comme il convient; et j'oserai dire, ajoute-t-il, qu'il y a plus de danger à trop faire qu'à faire trop peu dans une fièvre informe. »

Dans les maladies aiguës, l'action est générale pour la perfection de la coction et pour une heureuse terminaison; il n'en est pas de même dans les maladies chroniques, parce que l'action est nulle ou presque abolie dans un ou plusieurs organes, tandis que d'autres en sont surchargés.

« Je ne croirai jamais, dit Bordeu, une angine véritable hors de tout danger que lorsqu'il y aura eu des signes non équivoques de coction. C'est à quoi doivent, ce me semble, penser bien sérieusement ceux qui ne font point cas de ces sortes de révolutions critiques, ou qui ne veulent pas, disent-ils, croire aux crises et aux coctions. Ces efforts salutaires de la nature (je l'assure hautement après l'avoir observé avec le plus d'attention possible) arrivent, même contre l'intention de celui qui traite la maladie, ou du moins à son insu. La nature sauve quelquefois les malades à travers le chamaillis et la pétulance du traitement. Il peut croître des fleurs parmi les ronces et les épines. L'ivraie n'étouffe pas tout le bon grain. Détruire les ronces, arracher l'ivraie, voilà l'objet du médecin. »

Le sulfate de quinine et les autres remèdes propres à fixer la fièvre, prescrits avant que l'on ait obtenu des signes suffisants d'une bonne coction, ne peuvent produire que de très mauvais effets. Il est impossible qu'il en soit autrement. Trop de faits de pratique parlent contre une pareille méthode, pour qu'elle soit soutenable ; mais quand il n'y aurait que les résultats obtenus, cela suffirait bien.

« Combien, dans ma dernière maladie, disait Jean-Jacques Rousseau, ne voudrais-je pas avoir un Tissot à mon chevet, afin que, quand il n'y aura plus rien à faire au corps, il fût encore le médecin de l'âme !... Je vous embrasse. » Le même Rousseau, dans une autre circonstance, disait encore à Tissot : « Il faut bien que je croie à la médecine ou aux miracles. Je ne connais personne plus propre que vous à me faire croire à tous les deux, et je fais de bon cœur, entre vos mains, abjuration de mon incrédulité. »

Gui Patin n'était pas si tendre, ou du moins si flatteur vis-à-vis de ses confrères, lui qui disait de Vautier : « Ce premier médecin du roi était le dernier du royaume. » Vautier avait pourtant reçu, de leurs Majestés, à titre de gratification, pour une cure par lui faite en la personne de Monsieur, frère unique de Sa Majesté, l'abbaye de Saint-Taurin d'Evreux. Eh bien, un homme comme Vautier mériterait d'être distingué au même titre que saint Athanase, patriarche d'Alexandrie, puisqu'on a dit de ce grand saint : « Si on rencontre quelque trait qui le regarde, il le faut écrire sur ses habits si on manque de papier. » Mais Vautier avait sans doute invoqué Apollon ; on sait que ce dieu inspirait les médecins comme les poètes. On pourrait concevoir comment ce médecin ose faire trophée d'un pareil secours ?...

Ce que nous avons dit suffit pour prouver qu'il faut pour que la guérison s'opère, la coction de la matière qui cause l'embarras, que c'est la nature seule qui la procure ; il est donc nécessaire de ménager ses forces et de ne pas la tracasser quand elle s'occupe de ce travail : le temps de la coction n'est pas propre aux remèdes.

C'est ce qu'avait bien compris Baglivi quand il disait : « Dans toutes espèces de fièvres, aiguës ou intermittentes, s'il existe également des urines rouges et excessivement colorées, gardez-vous du quinquina comme de la peste. Dans les fièvres aiguës, en effet, le quinquina provoque une inflammation intense qui les rend infiniment plus redoutables, et les fièvres intermittentes deviennent sur- le-champ des fièvres continues, graves, dangereuses et chroniques. Si donc c'est généralement une chose utile, dans toute espèce de maladie, de savoir attendre avec une patience prudente et sans bornes la coction des humeurs morbides, cela devient une nécessité et un devoir lorsque ces maladies sont accompagnées d'urines excessivement rouges. Si vous suivez une conduite différente, attendez-vous tout au moins à d'interminables maladies, et souvent même à la mort de vos malades. »

La nature suit son instinct quand elle s'occupe du travail de la coction ; elle ne prend conseil de qui que ce soit pour faire ce qu'il convient ; elle suit ses propres lois.

§ 3. *La crise, ou l'excrétion de la matière morbifique, est l'ouvrage de la nature ; elle suit ou accompagne toujours le travail de la coction.*

« Ce que nous avons dit, continue Boerhaave, met dans tout son jour la méthode de préparer la coction : parlons à présent de l'assistance que l'art doit donner à l'effet d'avancer la crise.

« Je ne m'étendrai cependant pas là-dessus, car la part qu'un médecin doit y prendre est fort petite, parce que ce n'est pas l'ouvrage de l'art, mais de la nature de causer une crise. Telle est, en peu de mots, la doctrine des meilleurs médecins sur ce sujet : que comme la séparation des humeurs malades d'avec celles qui sont saines, et leur expulsion sont l'ouvrage de la nature, c'est à elle de prendre son temps, comme à choisir la voie qui lui est propre pour le faire, et que par conséquent un médecin doit suivre ses mouvements sans entreprendre de hâter une crise, ou de la provoquer avec art, par une autre route que celle qu'elle indique.......

« Puisqu'il faut donc laisser la nature libre sur le temps et la manière de faire une crise, un médecin apportera toute son attention à observer les signes qui présagent l'approche de la crise et les jours critiques; car ce n'est que par là qu'il sera capable de découvrir la voie que veut prendre la nature. »

Néanmoins, un médecin sage et attentif dispose le malade à une crise heureuse, en suivant pas à pas la nature et en tâchant de combattre les accidents fâcheux qui se pourraient montrer; par là l'action critique termine plus facilement la maladie. On sait déjà qu'Hippocrate forçait les Grecs, contre leurs préjugés, à se réduire au repos pendant le temps des maladies, pour laisser les crises se faire avec moins d'accidents. Hippocrate défendait encore les aliments aux approches de la crise, crainte de troubler la nature dans son opération. C'est pourquoi, toutes les fois qu'il remarquait quelque grande commotion dans le corps, c'est-à-dire, quand le conflit entre la nature et le mal était violent, il interdisait l'aliment, parce que ces émotions sont les symptômes d'une crise prochaine. C'est la raison qui l'engage à nous avertir de retrancher la nourriture, lorsqu'au plus haut période d'une maladie il y a quelques commotions dans le corps.

Toute maladie, d'après Bordeu, est un travail dont le terme est une excrétion critique quand la guérison s'ensuit. On a vu le même médecin parti du stahlianisme, remonter vers Hippocrate pour assujettir toutes maladies aux coctions et aux crises, tant les faits sur lesquels portait cette doctrine, lui parurent certains et incontestables.

Il suit de là que le principal objet du médecin est d'aider la nature, de favoriser la coction, attendre les crises et établir sur elles seules le point d'une guérison parfaite; il doit employer toute son étude à diriger, réprimer, ou aider les efforts de la nature, et à avancer la coction et l'expulsion de la matière fébrile par la voie que la nature indique.

Or si c'est là le devoir d'un médecin, comme il paraît clairement, il est d'une nécessité indispensable pour lui de s'instruire à fond de la doctrine des crises et des jours critiques, et des signes de crudité et de coction des humeurs, de même que de se rendre capable de découvrir si la coction des humeurs se fait comme il faut, ou non; en quel temps on doit attendre la crise; de quel genre elle doit être; et si elle emportera entièrement le mal ou non. Ce sont ces choses qu'il est du devoir indispensable de chaque médecin de savoir parfaitement, et il ne peut les apprendre que par des observations exactes sur la nature, et par une lecture assidue des écrits des anciens médecins.

Une doctrine comme celle-ci n'est peut-être pas du goût de tout le monde; le dédain pour ce qui n'est pas nouveau lui vaudra l'épithète de vieille; il nous semble entendre dire : ce n'est pas du progrès. Oui, elle est vieille, on en retrouve l'origine dans la médecine antique; elle ressemble à ces monuments de l'ancienne Grèce, dont nous admirons encore la grandeur et la perfection, même dans leurs ruines; elle a traversé les siècles et, malgré les assauts qu'on lui a livrés, elle s'est relevée chaque fois plus vigoureuse, pour donner des leçons sévères et des regrets cuisants à ceux qui, la méconnaissant, ont voulu l'ébranler dans ses fondements.

Ne vaut-il pas mieux conserver et soutenir une doctrine médicale qui a résisté aux attaques réitérées de tous les médecins à système, qui a reçu la sanction de l'expérience clinique, et dont les éléments de conviction se présentent encore, lorsque, libre de toute prévention, on se donne la peine d'observer et de vérifier au lit du malade ; que de nier et de se jeter dans le cercle vicieux des hypothèses et d'une méthode thérapeutique exclusive, déduite de quelques idées ou propositions générales, qu'elles-mêmes ne reposent que sur quelques faits isolés, auxquels on prétend subordonner toute la doctrine médicale, même dans son application clinique ? Le langage de tous les siècles est plus fort que les plus belles dissertations.

Cette doctrine des crises n'est qu'un enchaînement d'observations faites avec la plus scrupuleuse attention ; la matière n'en est pas nouvelle assurément, puisqu'il faut remonter jusqu'à Hippocrate pour en découvrir l'origine, mais elle n'en est pas moins des plus intéressantes, tant pour la théorie que pour la pratique de la médecine, et pour la bien juger, il est essentiel de mettre absolument à part les préjugés contraires.

Dans toutes les grandes et violentes maladies, il doit y avoir quelque déjection critique avant que le corps puisse être remis en santé ; et cette crise arrive nécessairement à la fin de chaque maladie.

Rien donc de plus illusoire que ces théories modernes de la médecine scientifique, et de plus vain que les espérances de guérison fondées sur les méthodes de traitement qui en dérivent. Il est constant que les maladies ne se guérissent que par des révolutions critiques; il faut l'écoulement d'une matière bilieuse, c'est-à-dire de couleur jaune, liée et de consistance de purée.

On a vu souvent, surtout dans les maladies épidémiques, des malades dont les évacuations n'ont jamais été bien critiques : aussi la convalescence, dans ceux qui en sont réchappés, a-t-elle été fort longue, et plus d'un malade s'est vu exposé à des rechutes; et la rechute suppose que la maladie a toujours duré et qu'elle n'était pas terminée.

Le médecin doit donc apporter toute son attention à observer les signes qui annoncent l'approche de la crise; ce n'est que par là qu'il sera capable de découvrir l'organe par lequel la nature se propose de produire l'évacuation critique.

Outre les signes particuliers à chaque crise, il y a des signes généraux communs à toutes les crises. La crise, dit Galien, et d'après lui toute son école, est précédée d'un dérangement singulier des fonctions; la respiration devient difficile, les yeux deviennent étincelants; le malade tombe dans le délire, il croit voir des objets lumineux; il pleure, il se plaint de douleurs au derrière du cou, et d'une impression fâcheuse à l'orifice de l'estomac; la lèvre inférieure tremble, tout son corps est vivement secoué : les hypocondres rentrent quelquefois, et les malades se plaignent d'un feu qui les brûle dans l'intérieur du corps; ils sont altérés; il y en a qui dorment ou qui s'assoupissent; et à la suite de tous ces changements, se montre une sueur ou un saignement du nez, un vomissement, un dévoiement ou des tumeurs. Les efforts et les excrétions sont proprement la crise; elle n'est, à parler exactement, qu'un redoublement ou un accès extraordinaire qui termine la maladie d'une façon ou d'autre.

Chaque espèce de crise a des signes particuliers, et qui sont différents, suivant que la crise doit se faire par les voies de la sueur, par celles des urines, par les selles, par les crachats ou par hémorragie; c'est à la faveur de ces signes que le médecin peut juger du lieu que la nature a choisi pour la crise.

Quand une évacuation critique se prépare dans un malade, son pouls s'élève, sa chaleur augmente; il sent une révolution générale dans toute la machine. Une femme jugeait elle-même du retour prochain d'une crise, par la chaleur qui lui venait aux extrémités, et qu'elle attribuait à un mouvement de fièvre. Un malade sujet au flux hémorroïdal en a le pressentiment par une espèce d'accablement général où il se trouve quelque temps avant que ce flux arrive.

On peut encore espérer la coction et une crise prochaine, lorsque le sommet de la langue se couvre d'une matière gluante qui laisse apercevoir un fond de chair nette et couleur de rose plus ou moins tendre.

Il semble que plus les périodes d'une évacuation critique sont étendues, et plus les signes de cette évacuation se font sentir de loin, surtout avant la première détermination critique.

Les médecins ne peuvent trop s'inculquer dans la mémoire les signes qui caractérisent les diverses espèces de crises, car plus ils feront de cette doctrine une application suivie et réfléchie dans leur pratique, moins ils seront exposés aux bévues que l'obscurité de la physique du corps humain peut occasionner.

Mais de tous les signes qui dénotent l'approche d'une crise, le pouls est peut-être le moins suspect et le plus clair. Cependant quoique ces signes tirés du pouls soient d'une grande utilité, on peut en dire ce qu'Hippocrate a dit des autres signes des crises par rapport à l'événement heureux ou malheureux qu'ils présagent.

Jusqu'au temps où Bordeu fit paraître ses *Recherches sur le pouls par rapport aux crises*, la médecine n'avait encore tiré du pouls que des indications générales. Ses différents états de force ou de faiblesse, d'élévation ou de dépression, de rapidité ou de lenteur, étaient une expression trop vague de la véritable situation d'un malade. Bordeu trouva dans le rapport des pulsations de l'artère, dans les intervalles qui les séparent, et dans la manière dont elles se succèdent, des caractères plus décisifs. Par sa nouvelle méthode, on pouvait non seulement connaître le degré de malaise et de gêne où se trouve souvent la nature, mais encore démêler ses intentions, et jusqu'à ses incertitudes et ses irrésolutions; ce qui est, sans contredit, le plus haut point de lumière où la médecine puisse aspirer. Il découvrit dans le pouls deux déterminations générales, très sensibles au tact, dont l'une indique le pouls supérieur, c'est-à-dire, le pouls qui exprime les affections des parties supérieures du corps, et l'autre le pouls inférieur. Chacun de ces pouls, en conservant son caractère principal, reçoit une modification différente, selon l'organe ou l'émonctoire par lequel la nature se propose de produire une évacuation critique. Comme elle termine par là la plupart des maladies, on sent de quelle importance il est pour le médecin de connaître le but vers lequel elle dirige ses forces. Les principes de Bordeu lui donnaient cette connaissance précieuse ; et si, avec ce nouveau guide la médecine n'en était pas plus sûre de guérir toujours, elle avait du moins l'inestimable avantage de ne pas agir au hasard.

Dans l'exacerbation critique, les symptômes sont à leur plus haut degré de véhémence ; il s'y joint souvent quelques accidents particuliers ; tels sont les inquiétudes, le malaise, la suppression d'urine, et d'autres affections laborieuses ou pénibles ; entre autres une sorte d'horripilation ou frissonnement qui semble marquer les efforts que fait la nature pour parvenir à se délivrer des humeurs morbides, et qui tend à mettre en action les organes excrétoires par lesquels elles doivent s'évacuer.

La terminaison des maladies, ou ce rétablissement des parties dans leur premier état, est donc précédé d'un grand trouble, d'une grande agitation ; ces mouvements tumultueux constituent le *turbatio critica*. La crise est donc un redoublement d'effort, ou elle est le dernier redoublement de la fièvre, qui est plus violent et plus vif que tous ceux qui sont arrivés dans le cours de la maladie.

La violence de la fièvre et des autres symptômes dans le cours d'une maladie, ne doivent donc pas trop effrayer le médecin ; c'est ce que savait parfaitement Baglivi, quand il disait : « Combien hélas ! est petit le nombre des malades que tue la violence des maladies si on le compare au nombre de ceux que tuent les remèdes ! »

Le travail auquel la nature se livre pour rendre la

coction plus parfaite, aux approches de la crise, doit donc augmenter; ce travail extraordinaire est connu sous le nom de redoublement, dont peu de fièvres sont exemptes. A ce moment l'action que la nature imprime à ses principaux agents, est très forte; c'est ce que démontre le tremblement, prélude ordinaire de presque tous les redoublements ou accès de fièvre. Ce sont ces redoublements qui règlent le temps de la crise; le *turbatio critica* n'est que le dernier redoublement, qui consiste dans des mouvements plus vifs et plus violents que ceux qui accompagnaient les premiers redoublements.

Si le redoublement ne commence pas dans toutes les maladies par un frisson, il débute au moins par des bâillements; le pouls devient plus serré et plus fréquent; il y a de petites angoisses, et d'autres accidents de cette nature, qui prouvent invinciblement un effort d'action dans l'organe intérieur; la chaleur s'anime après, et bien souvent la sueur arrive.

M. Quesnay a dit que la crise suivait l'ordre des redoublements : c'est un point sur lequel on s'accorde assez volontiers avec lui; puisqu'il est vrai qu'on considère la crise comme une suite de la coction, qui est elle-même le produit des redoublements. Le temps de la crise avance plus ou moins, selon que les redoublements sont plus ou moins vifs.

La cause de la crise est manifestement dans la maladie même, c'est-à-dire dans les exacerbations qui opèrent visiblement la coction, et qui sont elles-mêmes des causes très remarquables de la gradation des progrès de cette coction.

Il faut quatre redoublements pour faire la crise; ces redoublements se font de deux jours l'un et aux jours impairs dans la période de sept jours, ou ce que les anciens ont appelé septénaire critique ; ils contribuent tous successivement à la coction qui procure la crise. A la première exacerbation, qui est le premier jour du septénaire critique, la coction ne parvient pas à un degré qui la rende sensible ; mais à la seconde, qui est le troisième jour, elle fait assez de progrès pour devenir remarquable à la fin de l'exacerbation, ou au quatrième jour par un nuage blanc ou rouge, qui se forme à la surface des urines, et qui annonce la crise à la quatrième exacerbation ou au septième jour. Le progrès de la coction est confirmé à la troisième exacerbation, ou à la fin du cinquième jour, par le nuage qui devient plus considérable, plus épais, qui nage au milieu des urines, et marque, par l'augmentation de son volume, de sa consistance et de sa pesanteur un nouveau progrès de coction. La quatrième exacerbation achève cette coction le septième jour, et ce dernier degré de coction se manifeste enfin dans les urines, par une matière purulente qui se dépose au fond du vase, et par la qualité des déjections, qui deviennent plus bilieuses, et d'un jaune un peu pâle, et qui prennent une consistance liée, égale, et un peu fluide ; alors la crise se déclare, provoque les évacuations, et termine la maladie.

Tel est l'ordre que suivent, par rapport aux temps de la crise, les maladies aiguës, quand elles parcourent leurs périodes régulièrement. Les maladies les plus aiguës, par leur violence, et par l'accélération de la coction et de la crise, se terminent donc le plus ordinairement le premier septénaire critique, c'est-à-dire au septième jour ; et la crise est annoncée par un nuage à la surface des urines dès l'anté-pénultième exacerbation, c'est-à-dire, dès l'exacerbation qui précède les deux dernières exacerbations. Les autres maladies qui se guérissent plus tôt, à la première, ou à la seconde, ou à la troisième exacerbation, ne sont ordinairement que des fièvres simplement critiques dont la cause est facile à dompter, et par une simple coction excrémenteuse. Les maladies dont la cause ne peut être détruite que par une coction purulente, durent quelquefois plusieurs septénaires critiques; mais on observe toujours dans la période du dernier septénaire critique qui précède leur terminaison, la même marche, quant aux phénomènes de la crise, que celle qui a lieu pour les maladies qui se terminent dans le premier septénaire critique, et qui doit toujours reufermer quatre exacerbations.

Tous les grands médecins, en recommandant l'étude approfondie de la notion des crises appliquée à la science des maladies, ramenaient la médecine à sa véritable destination. Et après tout ce que nous avons dit jusqu'ici, appuyé sur l'autorité des plus grands hommes, on peut voir avec certitude de combien de précautions doit s'entourer le médecin prudent quand il a à traiter une maladie, et avec quelle exactitude il doit fixer dans sa mémoire les préceptes que nous avons passés en revue.

Il résulte donc de ce que nous avons dit jusqu'à présent, qu'on doit suivre, favoriser et attendre les crises, suivant les fonds du système des anciens médecins. Les plus beaux titres de gloire auxquels les modernes pourraient aspirer, seraient d'être les continuateurs des anciens sur ce sujet; et si l'on observait aujourd'hui, comme le faisait Hippocrate, de quelle façon chaque maladie se termine, on aurait des notions bien plus claires que celles que l'on a communément sur la méthode qu'on doit suivre, car, un médecin doit imiter la nature : il est donc beaucoup plus important pour lui de bien savoir comment elle opère dans les maladies, que de s'appliquer à la recherche de leurs causes, quand même nous le supposerions capable de les découvrir.

Il est un moyen bien sûr de connaître la fin d'une maladie; mais il n'exclut pas l'étude et la réflexion, il en est au contraire le produit. Ce moyen consiste à bien connaître le caractère d'une maladie, sa marche, sa durée, le genre de terminaison qui lui est propre, le tempérament du malade, je veux dire les forces de la nature, celles qu'elle a employées, celles qui lui restent, les excrétions qui ont paru, celles qu'elle médite, et celles qui sont nécessaires pour sa terminaison, avec les signes critiques qui sont propres à chacune d'elles; rassembler enfin sous un seul point de vue les signes épars qui caractérisent une crise parfaite, pour pouvoir fixer invariablement l'époque où une maladie est terminée, c'est-à-dire, le vrai temps de la convalescence... Cela suffit, mais cela est absolument nécessaire. C'est sans doute un beau plan à exécuter : de sa solution dépend l'existence des malades.

Les ouvrages des anciens présentent l'histoire toute simple des maladies et de leur guérison; ils se bornent à tracer la marche de la nature, ils nous décrivent plutôt ce qui arrivait à leurs malades, que ce qu'ils pensaient de la cause de leurs maux; ils avaient moins pour objet de prédire l'avenir que de fonder sur la connaissance expérimentale de la marche naturelle des maladies la science pratique des indications, des contre-indications et des moyens thérapeutiques. Sydenham ne voulait que des faits qui indiquassent les marches de la nature ; il s'est attaché à peindre celle-ci, et n'a rien fait que d'en observer la marche. Il faut convenir que les médecins qui se résoudraient aujourd'hui à suivre ces principes, n'auraient certainement pas pour eux le grand nombre des malades, qui sont persuadés qu'on ne peut guérir que par les remèdes, non plus que les médecins qui ont pour principe d'évaluer par le raisonnement la nature et la marche des maladies, ainsi que l'action des remèdes.

La science de la marche naturelle de la maladie dégagée de toute médication, constitue pourtant l'A B C de l'art du médecin. C'est ce dont convenait parfaitement une illustration de notre époque ; le professeur Trousseau, dans ses *Conférences sur l'empirisme*, disait : « Il y a là une intervention fâcheuse dans l'évolution des phénomènes les plus naturels. Il y a là une défiance de la nature qui déjà avait été condamnée par les médecins naturistes.

Je vous engage à feuilleter un vieux livre qui préconise beaucoup les efforts de la nature. Pour bien faire comprendre son idée, l'auteur a fait placer à la première page de son ouvrage un frontispice qui représente un apothicaire à genoux, avec son engin de guerre, devant l'ennemi. L'engin n'est chargé que d'eau tiède, et pourtant le médecin met la main sur celle de l'artilleur en lui disant : Attends !

Cela, messieurs, ressemble à une plaisanterie ; c'est néanmoins un grand enseignement que l'auteur dont je parle a cherché à faire prévaloir. Il a voulu dire par là que dans un très grand nombre de circonstances, les maladies, malgré nous, quoi que nous fassions, ont une évolution qu'elles doivent accomplir ; que la première chose pour le médecin qui doit expérimenter, et dont toute la science sera constituée par l'expérience bien faite, est de savoir qu'elle sera *l'allure naturelle de la maladie*. Mais non, la plupart des médecins, disons-le, gâtés par l'éducation théorique qu'ils ont reçue, trop impatients, veulent toujours devancer l'évolution de la nature, devancer les phénomènes naturels...

Cela est triste à dire. Par cela même qu'il n'observe pas avec le plus grand soin les phénomènes naturels, par cela même qu'il ne s'apprend pas de bonne heure à connaître la marche et l'allure des maladies, le médecin devient incapable de connaître l'action des remèdes qu'il ordonne, et toutes les expériences qu'il fait désormais manquent de base, car *la première notion, la plus importante, est de savoir comment la maladie se serait comportée indépendamment de l'action du médicament.*

Or, messieurs, s'il faut tant d'habileté, tant d'études pour savoir s'abstenir, s'il faut tant de labeur, tant d'apprentissage pour savoir qu'il y a du danger à agir, vous concevrez maintenant l'étrange difficulté de notre art.....

Le succès des charlatans et des empiriques, est dans l'ignorance où nous sommes des phénomènes naturels des maladies.

C'est ainsi que s'expliquent les guérisons, même par les remèdes homœopathiques, des rougeoles, des petites véroles, des fièvres typhoïdes de caractère simple et bénin, des faux croups, etc., qui guérissent d'autant mieux que le médecin intervient moins.

La grande difficulté et la plus importante des conditions est donc la connaissance de la marche naturelle des maladies.....

La plupart des médecins, ont de la puissance de leur art une si haute opinion, qu'ils ne croient pas devoir s'abstenir en présence d'une maladie aiguë ou chronique. Ils instituent un traitement énergique *qui trouble nécessairement l'évolution normale de la maladie,* et lors même que ce traitement est utile, il ne nous permet pas de connaître, ce qui serait advenu si le mal avait été abandonné à lui-même. Si le traitement a été nuisible, la perplexité sera la même. »

Ces réflexions profondes du savant professeur de l'Hôtel-Dieu, confirment en tout point les principes de la doctrine des anciens sur les crises que nous avons fait connaître en partie. Le médecin qui s'y conformerait ferait œuvre de raison : ce serait alors le triomphe de la médecine prudente qui s'abstient dans le doute et ne s'expose pas à faire « cesser de vivre avant que l'on soit mort. »

« Tout nous échappe, je le sais, dit Baglivi, quand il s'agit de déterminer la nature des lésions organiques et celle des maladies ; mais il y a une chose claire, c'est que chacune d'elles a son type particulier ; qu'elles croissent et décroissent suivant certaines lois, que leurs périodes enfin sont régulières et constantes. Et cela deviendra une vérité démontrée, du moment où on laissera à la nature sa liberté d'action, sans embarrasser sa marche par une foule de médications inutiles ou dangereuses. Toutes les fois que les choses se passent autrement, c'est l'affaire de la méthode et non celle de la nature. Supposez deux hommes atteints de la même maladie, une pleurésie, par exemple, et faites traiter ces hommes par des médecins différents, et d'après une méthode différente ; rien ne se ressemblera moins que les symptômes chez ces deux malades. Qu'il se glisse une erreur dans la méthode, et vous aurez des symptômes du médecin plus encore que des symptômes de la maladie.....

D'où il résulte que ces maladies, au lieu de parcourir leurs périodes suivant des lois naturelles et immuables, n'obéissent plus qu'aux influences très variables des différentes méthodes employées pour les combattre ; de manière que leurs progrès, leur terminaison et l'ensemble de leurs phénomènes ne sont vraiment que des résultats du traitement et non des conséquences individuelles et nécessaires de la nature de ces maladies. »

Il résulte donc de cela qu'il y a dans la marche des maladies une régularité si parfaitement immuable qu'on la retrouve partout, à la fin d'une maladie tout aussi bien qu'au commencement, dans la période de progrès comme dans la période de déclin ; et la nature met dans la marche et la durée de ses opérations un ordre si parfaitement régulier, qu'on voit des maladies résister à toute espèce de remèdes, tant que n'est pas révolue la période fixée par elle pour la coction et l'excrétion de la matière morbifique.

« Beaucoup savoir et peu agir, dit encore Baglivi, c'est un principe qui serait toujours juste en médecine ; ne le fût-il que là, et c'est surtout dans les cas de maladies aiguës ou difficiles que la vérité de ce principe est particulièrement sensible. Combattons de tout notre pouvoir et éteignons, s'il est possible, ce préjugé des malades, qui ne veulent pas croire que l'on puisse bien guérir sans prendre beaucoup de remèdes ou des remèdes puissants, et qui ne veulent accorder aucune vertu à des médicaments simples et peu coûteux. Stupide ignorance ! Voyez tous ces hommes qui, las de porter si longtemps le joug de la maladie et celui des remèdes, abandonnent enfin à la nature le soin de les guérir ! Celui-ci, bientôt, sent disparaître le pâle essoufflement de sa respiration ; celui-là voit tomber en quelques jours le masque livide qu'il portait depuis des années. Ce n'est pas tout ; l'heureuse indifférence de l'un et l'imprudence heureuse de l'autre ont sauvé bien des gens que la science aurait tués peut-être. Consultons l'histoire, et nous y verrons que les premiers habitants de la terre passaient, sans médecin, une vie exempte de maladies. Que le médecin épargne donc à l'homme cet amas de médicaments, et que la crédulité se l'épargne à elle-même. Dans la plupart des cas, en effet, le lit, le repos, l'abstention même de toute espèce de remèdes suffisent parfaitement pour étouffer une maladie, où les remèdes n'auraient rien fait, sinon de l'aggraver. »

Or, si des médecins comme Baglivi, en sont venus à cette sage réserve dans l'emploi des médicaments, ce n'est pas qu'ils y aient été amenés par une série de raisonnements ou de déductions théoriques, c'est seulement que leur expérience personnelle et l'expérience répétée des observateurs les plus illustres leur avait clairement démontré que les remèdes administrés au début des maladies aiguës en aggravaient énormément le danger. Les faits de pratique des médecins de nos jours, apportent un nouvel appui à cette manière de voir.

De tout ce que nous avons avancé jusqu'à présent, il semble donc résulter que les savants médecins qui ont soigné M. Gambetta dans sa maladie, en cherchant à éteindre, à croiser, à supprimer la fièvre, se sont manifestement mis en contradiction avec les principes professés par les plus grands maîtres à toutes les époques; qu'en agissant ainsi ils se sont opposés aux intentions de la nature, qui sait toujours faire servir ce mouvement fébrile au but qu'elle se propose, puisque nous avons vu que c'est la fièvre même qui prépare la coction; que la coction précède toujours la crise, et que celle-ci est d'une nécessité absolue pour la solution, pour la terminaison heureuse de la maladie. Or, administré sans avoir eu égard à ces considérations, le sulfate de quinine ne pouvait qu'aigrir le caractère de la maladie, en augmentant l'éréthisme de la partie souffrante; on sait que le courant des oscillations et la détermination des forces se dirigent toujours vers le lieu où se forme le dépôt.

Et ne croyez pas, messieurs, qu'en vous adressant ce reproche j'ai cherché à satisfaire un esprit de rancune que je pourrais professer contre la médecine et contre les médecins. Cela n'entre nullement dans mes idées. Je combats pour une opinion que je crois être vraie, pour une opinion qui a été celle des premiers législateurs de l'art, et que je considère comme une de ces grandes vérités qui sont le fondement même de l'art de guérir. J'en ai le droit. Et s'il est quelquefois permis de se compromettre un peu pour le besoin de sa cause; on doit toujours avoir sa conscience pour soi : c'est à cette maxime que j'ai obéi. — Mais, objecterez-vous, la critique est facile; mais l'art est difficile. Je connais, messieurs, toutes les difficultés de la médecine; les observations que j'ai faites sur ma propre personne depuis de longues années, équivalent bien, je vous l'assure, à une pratique de vingt ans dans un grand hôpital. J'ai épuisé toutes les ressources des systèmes et des théories de la médecine; tout était appliqué d'après les règles les mieux établies, et jamais une seule fois dans ma vie — je vous l'affirme — je n'ai pu y trouver mon compte. C'est donc avec toute l'autorité d'un homme aux cheveux blanchis dans l'exercice de la médecine que je parle.

A ceux qui me pourraient demander si j'eusse voulu être à la place des médecins chargés de soigner M. Gambetta, je répondrai d'abord que je n'eusse pas voulu non plus être à la place du malade traité d'après de pareils principes; que c'est justement au lit du malade que je veux être votre maître à tous; telles sont bien mes prétentions. Cela ne m'empêchera pas, à l'occasion, que je ne me réduise à la petitesse des Lilliputiens en me mesurant avec vous, messieurs; je n'ai jamais voulu blesser la modestie de personne, je ne donne à mes paroles d'autre valeur qu'une portée pratique : à ce point de vue tout particulier, il ne sortira jamais de ma plume une seule phrase dont on puisse dire : c'est une bêtise.

Il nous arrivait souvent, dans nos essais, de nous représenter les lamentations de Rousseau : « Pour moi, disait-il, le printemps a beau s'avancer, il n'opère ni sur le temps ni sur mon état, et je n'ai ni bons ni beaux jours que ceux que l'amitié me donne. » Le même Rousseau dans sa réponse à une lettre de Tissot, disait encore : « Le siége de la maladie est certainement dans le foie; l'origine en fut dans les intestins. La cause..., celle que vous assignez est assurément bien suffisante: je me garderai d'aller au

delà, et vous m'avez guéri d'une cruelle maladie :
celle d'oser chercher ici plus loin que vous n'avez vu.
Ma situation, grâce à vous, est réellement aujour-
d'hui bien plus douce, et les coups portés par les
seules mains de la nature, n'étant point dirigés par la
haine, ne me feront jamais murmurer...

Il n'y a qu'un seul article auquel je ne me soumets
pas, c'est celui de la crème de tartre, non que je doute
de son utilité, mais presque par une raison contraire...

Adieu, monsieur, s'il survient dans mon état quelque changement inespéré, je ne manquerai pas de
vous en faire part. Si son progrès m'empêche de vous
écrire davantage, suppléez je vous prie à ce que je
ne pourrai vous dire. »

Nous avons surabondamment prouvé que les procédés curatifs des médecins modernes, tenaient plus à
l'art de tourmenter les malades qu'à celui de les soulager ; si le défaut de lumières ne les rendait pas
sourds à la voix de la nature, je présume qu'elle leur
aurait déjà appris les moyens de la seconder : mais.
incapables de discernement, et servilement attachés à
leur routine, seulement étayée de quelques théories
que la nature rejette, que l'observation dément, et
que la saine raison proscrit. nous donnent peu d'espoir qu'ils se convertiront aux idées que nous vou-
drions faire prévaloir ; mais, pour le malheur des
temps, les malades, toujours ignorants. chercheront
du soulagement à leurs maux, dans le poison même.
Heureuse la contrée où toute cette engeance de des-
tructeurs du genre humain n'a pas encore pénétré,
et où la nature dirigeant elle seule les rênes de
la machine. n'a qu'un ennemi à vaincre ! Ces

réflexions ne s'appliquent certes pas à ces modestes praticiens qui, fidèles observateurs des marches de la nature, se sont prescrit la loi de seconder ses vues, sans opposer le moindre obstacle aux ressorts qu'elle met en jeu pour rétablir l'harmonie dans la machine humaine.

Je pose en fait que le vieux médecin, dont son père paraît lui avoir fourni l'original, avec lequel Bordeu dit avoir eu autrefois un entretien, et qui exerçait son art avec plus de succès que de gloire, dans une vallée des Pyrénées, voisine de l'Espagne, serait en droit de revendiquer une petite place parmi ces derniers. Dans cet entretien qui est un modèle d'une naïveté piquante, ce vieux médecin, franc et simple, fortement attaché à la doctrine des anciens, *et qui soupait le soir avec le lait d'une chèvre noire, d'après les préceptes de Galien et d'Avicenne,* n'avait pas toujours pour les modernes le plus profond respect, non plus que pour les thèses des Universités, qu'il avait le soin de coller sur de la toile *pour s'en faire un paravent pour l'hiver.* C'est sur la cîme élevée des montagnes des Pyrénées que ces deux médecins approfondissent les principes de leur art, et se livrent à des réflexions qui prennent nécessairement le caractère des lieux qu'ils parcourent; excellentes conditions à la faveur desquelles l'âme semble s'affranchir des préjugés, et ne reconnaît d'autres lois que celles de la nature.

Que nous sommes loin du temps où un grand roi écrivait à un philosophe, son ami, qu'il savait malade : « Je suis tranquille sur votre sort, un homme tel que vous ne peut avoir pour médecin qu'Astruc. » Quel est celui de nos mécaniciens modernes qui pourrait être mis en parallèle avec Astruc. Il faudrait pour trouver

un homme de cette trempe, remonter jusqu'à Bordeu,
On sait l'aventure dont ce dernier fut le héros : Rouelle,
le fameux chimiste, n'a cessé de crier et de faire répéter
aux échos de son laboratoire, pendant plusieurs années, cette saillie singulière : « *Ce Bordeu, messieurs,
est un pauvre médecin ; il a tué mon frère que voilà.* »

« Grand merci, dit Bordeu, à la mémoire de ce
mort illustre dont je serais fâché de remuer les cendres autrement que pour les vénérer : mais il faut
que je tire cette histoire au clair. M. Rouelle le cadet,
qui est aujourd'hui démonstrateur pour la chimie au
jardin Royal, et qui tient, à tous égards, la place de
François, était plein de vie, de force et de santé lorsque son aîné parlait ainsi de moi.

« Ils m'avaient fait l'un et l'autre l'honneur de me
choisir pour traiter le cadet dans une maladie grave ;
c'était la fièvre catarrhale, avec amas dans le poumon
droit ; elle marcha les premiers jours comme la fluxion
de poitrine inflammatoire ; et, pendant cette première
époque, les saignées et les autres remèdes que je crus
nécessaires n'ébranlèrent pas le noyau niché dans la
poitrine. Il fallut s'attacher à suivre la marche forcée
de la maladie, qu'il ne fût pas possible de détourner
de la suppuration. Des tentatives démesurées auraient
été très nuisibles ; j'attendis, et je laissai mùrir si
heureusement la maladie, qu'elle se termina vers la
fin du vingt-neuvième jour par le crachement d'une
manière de vomique de bonne et franche maturité.
Je crus alors le malade sauvé et je le dis, me trouvant
obligé de le quitter ce jour là. Ceux qui savent la
médecine connaissent aussi la marche de ces sortes
de maladies, leurs nuances, leur sùreté ou leur danger, d'après les symptômes combinés et comparés,

comme l'usage éclairé l'apprend. Notre malade me
parut se trouver dans un des cas favorables; je crus
sa maladie jugée en bien.

« François Rouelle, dont les principes chimiques,
agités, trembleurs, et pourtant hardis ne s'accordaient
point avec ma tranquille expectation, prétendait qu'il
fallait empêcher ce dépôt; il croyait que cela se fait,
comme qui arrête la fermentation ou qui précipite un
sel par un autre. Mon absence donna quelque faveur
à la vivacité de ses propos. Je l'avoue de bonne foi, le
malade lui-même eut raison d'être surpris et piqué;
j'eus grand tort de le quitter; mais je lui jurai, comme
je le pensais, qu'il était guéri, qu'il entrait en convalescence. Les commentaires allèrent leur train. François demeura persuadé que j'avais tué son frère, qui
cependant guérit parfaitement, comme je l'avais
prévu. C'est un honnête homme, vigoureux et sain,
dont la brillante santé ne s'est point démentie depuis
sa maladie (il y a près de vingt ans). J'étais sûr de
mon fait; je marchais Hippocrate à la main. Or en ce
temps là ses saints ouvrages étaient un peu moins lus
qu'à présent, et surtout beaucoup moins entendus....

« Voilà le point de la chose. Je crus que cette maladie était devenue du ressort de la nature seule, que
l'art devait se taire.......

« L'aventure finit ainsi que je viens de le rapporter.
Je la regarde comme une époque que n'oublieront
point les partisans de la médecine naturelle. Combien
elle fut déchirée en cette occasion! Mais on connaît
les triomphes qui lui ont été décernés depuis. »

Voilà un exemple des plus frappants d'un succès
obtenu, dans un cas de maladie grave, au moyen d'un
traitement dirigé selon les vues des anciens systèmes

de médecine ; c'est-à-dire conformément aux principes et selon les règles de la doctrine des crises. Le malade avait une fièvre catarrhale inflammatoire ; les médecins de nos jours, en cette occurrence, et pour être conséquents avec les principes qu'ils professent dans les écoles, n'eussent pas manqué d'intervenir et d'employer force médicaments ; la mort du malade eût été la suite inévitable de leurs manœuvres. Bordeu ne fit rien ; il laissa la coction se faire, et le malade guérit. Ce médecin se conduisit, dans cette occasion, comme par une sorte d'instinct que donne seule la pratique ; il annonce d'avance la guérison du malade, car il était sûr de son fait : il marchait Hippocrate à la main. Ce fait d'observation milite fortement en faveur de la doctrine des crises ; il sert à l'étayer sur des bases sûres. A ce titre là, on pourrait se demander, jusqu'à quel point il serait permis de prendre sans hésiter, un ton décisif contre des choses que les anciens les plus respectables ont admises, jusqu'à ce qu'on ait démontré, par des faits constatés, qu'ils se sont trompés autant dans leurs observations que dans les applications qu'ils en ont faites.

De l'observation comparative des maladies, selon qu'elles étaient abandonnées à elles-mêmes ou soumises au traitement des empiriques de son temps, Hippocrate déduit le premier principe de la thérapeutique : la nature seule guérit les maladies. Pénétrés du sentiment profond de cette vérité, que n'ont su affaiblir les préjugés contraires, les médecins observateurs ont fait dériver de ce sentiment la source première de leurs convictions en médecine.

La manière dont se comportent les maladies livrées

à elles-mêmes, dans des conditions hygiéniques variables, indépendamment de toute action médicamenteuse, est donc une question fondamentale en médecine : de sa solution dépend l'avenir de la science.

CHAPITRE V

DE LA MÉDECINE EXPECTANTE CONSIDÉRÉE COMME UNE SUITE NÉCESSAIRE DE LA DOCTRINE DES CRISES ; PRINCIPES DES MÉDECINS ATTACHÉS A CETTE SECTE.

Nous avons dit que la médecine expectante devait être considérée comme une suite nécessaire, ou plutôt comme le complément obligé de la doctrine des crises. C'est ce que nous allons tâcher de développer. En effet, d'après le système des anciens médecins, tout le secret de l'art du médecin, dans le traitement des maladies, consiste surtout à maintenir la fièvre dans de justes bornes : il doit pouvoir l'exciter si elle est trop faible, et la modérer si elle est trop violente. Or ce but du médecin peut être rempli le plus souvent par les seuls moyens que fournit l'hygiène ; dans quelques cas, cependant, il est nécessaire d'emprunter les secours de la médecine active.

Dans la médecine expectante, le médecin ne joue pas un rôle passif ; il n'abandonne pas la maladie à elle-même, il n'est pas spectateur oisif, mais il est observateur attentif de tous les phénomènes morbides

7.

qui se développent pendant l'existence d'une maladie, en aidant et favorisant leur succession par l'application des moyens hygiéniques. Cette méthode ainsi présentée, devrait plutôt être appelée médecine d'observation qu'expectante, car elle nous offre le véritable type de la **médecine** d'observation ou hippocratique dans les maladies qui n'en réclament pas davantage pour leur terminaison heureuse.

« Attendre en médecine, dit Pinel, c'est, pour les médecins éclairés et profondément versés dans la connaissance du cours particulier et de la marche des maladies, surtout aigües, d'après l'expérience la plus constante, observer auprès d'un malade le développement graduel des symptômes et leur succession, suivant les périodes de la maladie ; se borner à l'usage des boissons délayantes et seulement propres à étancher la soif ; pourvoir avec la plus grande sollicitude à tout ce qui peut exercer une heureuse influence sur l'état physique et moral du malade ; l'air qu'il respire, le degré de chaleur, la commodité du coucher, les soins affectueux qu'on doit lui prodiguer, et prévoir enfin, par des signes connus depuis la plus haute antiquité, et préparer avec maturité l'heureuse époque d'un travail critique et des efforts spontanés de la nature pour la solution plus ou moins complète de la maladie, dans les cas où elle en est susceptible. Alors attendre c'est s'abstenir de tout moyen propre à troubler la tendance salutaire d'un grand nombre de maladies aigües, par une suite de lois primitives de notre organisation, mais qui ne demandent pas moins, de la part du médecin, la surveillance la plus active. »

Dans les maladies aigües, où la nature peut se suffire souvent à elle-même, la médecine expectante ou d'observation est toujours préférable : son application suppose des connaissances très précises de l'histoire des maladies, de leur caractère particulier, de leur marche, de la succession de leurs périodes, des directions spéciales qu'elles peuvent prendre dans leurs mouvements critiques ; elle doit être soigneusement distinguée d'une sorte de sécurité aveugle et déplacée, qui semble tout livrer au hasard, qui ne donne aucune attention au régime physique et moral du malade, et qui, sous prétexte de ne point troubler les efforts salutaires de la nature, ajourne ou omet entièrement des mesures de prudence qui devraient être prises avec maturité, et laisse échapper les occasions les plus favorables d'observer et d'agir à propos, sans en prévoir les époques ni l'importance.

L'utilité de la médecine expectante, démontrée par l'observation des premiers médecins et reconnue par les observateurs en médecine qui ont su se garantir de l'influence des systèmes, doit se présenter à notre esprit comme la méthode de traitement la plus naturelle, et à tous égards, elle mérite ce nom, car elle se moule sur les mouvements que suscite la nature ; elle les suit, les respecte, les favorise tant qu'ils sont réguliers et salutaires.

La première règle qu'un médecin expectateur doit se prescrire, en général, est que, si la nature paraît se suffire à elle-même, il ne faut rien innover, et s'abandonner entièrement à elle ; ou, si elle a besoin de secours, il faut tâcher de suivre la route qu'elle indique. Les médecins appartenant à cette secte ont démontré l'impuissance des seuls secours de l'art : ils ont établi et reconnu un principe actif dans le corps humain, capable lui seul de terminer les maladies aiguës ; ils ont exigé que ce principe actif fût écouté, observé, et favorisé par les secours de l'art : les médecins d'expectation par rapport aux crises seront toujours plus heureux dans leur pratique que ceux qui ordonneront fort vite des remèdes nombreux. Sans se donner la peine de fouiller dans l'antiquité, on pourrait montrer en preuve le grand Sydenham qui faisait vingt visites à son malade, et une seule ordonnance.

Observons donc la nature, et prenons conseil d'elle seule, pour décider jusqu'à quel point elle a droit à notre confiance, ou besoin de nos secours. Un médecin est souvent contraint de jouer, auprès d'un malade, le rôle honorable de médecin expectant, par la raison qu'on doit l'être lorsque l'idée du secours qu'on pourrait mettre en œuvre ne peut être séparée de son inutilité : la finesse de l'art consiste alors à ne rien faire, puisque c'est quelquefois un excellent remède que de n'en pratiquer aucun.

Quesnay souffrait tranquillement les infirmités de sa vieillesse, et n'y voyait, disait-il : « Que l'opération lente de la nature qui démolit des ruines. » L'observation de la nature lui était devenue une habitude : il poussait jusque dans la logique ce principe de laisser opérer la nature.

Le célèbre Tronchin rejetait de sa méthode, saignées, purgations, lavements, quinquina, opium, émétique, bains, eaux minérales, vésicatoires, etc. Toute sa pratique se bornait à conseiller des frictions, du mouvement, de l'exercice, de longues promenades à pied, l'usage du vin, de la viande froide. Il croyait que toute fièvre était nécessaire à la guérison des malades ; il excitait cette fièvre, l'allumait, l'entretenait par des remèdes chauds et actifs. Il ne croyait jamais pouvoir assez augmenter le cours du sang et des humeurs pour faciliter des crises, dont il attendait patiemment la guérison du malade.

Bordeu avait une grande confiance dans la tendance naturelle de l'organisme vers la guérison, et le naturisme fut toujours sa doctrine de prédilection : imbu de la doctrine de l'expectation dont il avait puisé le germe dans les écrits des anciens, et vers laquelle l'abus dangereux des traitements systématiques l'avait porté, il ne fit rien pour les progrès de la médecine active. Il sentait à tout moment les bornes et l'insuffisance de l'art; il crut toujours que dans la plupart des choses, mais surtout en médecine, on ne gagne rien à vouloir forcer les bornes naturelles dans lesquelles nous sommes resserrés; et il a prouvé par son exemple et ses succès, que les conseils de la nature, comme ceux que Dédale donnait à son fils, consistent à suivre toujours un juste milieu.

Un exemple, puisé dans la pratique de ce médecin, va nous permettre d'apprécier la conduite qu'il tenait au lit des malades.

« Un hasard heureux, dit-il, commença à modérer en moi le brûlant désir d'instrumenter, ou de faire voir aux assistants ébahis et aux malades eux-mêmes, la cause de la maladie dans un grand étalage de palettes et de bassins.

« J'étais fort jeune encore, et le quatrième médecin d'un malade attaqué de la fièvre, de la douleur de côté et du crachement de sang; je n'avais point d'avis à donner. Un des trois consultants proposa une troisième saignée (c'était le troisième jour de la maladie); le second proposa l'émétique combiné avec un purgatif, et le troisième, un vésicatoire aux jambes. Le débat ne fut pas petit, et personne ne voulut céder. J'aurais juré qu'ils avaient tous raison. Enfin, on aura peine à croire que par une suite de circonstances inutiles à rapporter, cette dispute intéressa cinq ou six nombreuses familles, partagées comme les médecins, et qui prétendaient s'emparer du malade; elle dura, en un mot, jusque passé le septième jour de la maladie. Cependant, malgré les terribles menaces de mes trois maîtres, le malade réduit à la boisson et à la diète guérit très bien. Je suivis cette guérison parce que j'étais resté seul; je la trouvai tracée par l'école de Cos, et je m'écriai : c'était donc la route qu'il fallait prendre ! »

La curiosité de cette observation n'en fait pas le prix unique; elle doit contribuer à nous rendre perpétuellement attentifs à ce précepte important : que toute l'habileté de l'art, dans beaucoup de circonstances difficiles, est de rester oisif, et de laisser à la nature l'entière liberté de faire jouer toutes ses ressources, et elle augmente le nombre des cas qui, en nous faisant connaître toujours mieux les procédés admirables qu'elle sait trouver pour se défaire des maladies extraordinaires, nous présentent encore des espérances légitimes dans des circonstances où la possibilité est réduite à son moindre degré.

Cette consultation offre encore un exemple de l'accord qui règne entre les médecins quand il s'agit de proposer un plan de traitement dans une maladie; on y voit que les avis se croisent autant que le feraient les divers effets des drogues si le patient consentait à les prendre. Le malade ne serait-il pas en droit de dire : Que le ciel vous confonde ! Chacun de vous m'indique un chemin différent! Vous ne pouvez cependant m'indiquer tous le véritable chemin.

Un ancien médecin, véritablement zélé pour le bien des malades et l'honneur de son état, disait que les médecins appelés en consultation, devraient donner leur avis séparément par écrit et sans le signer. Il croyait qu'alors les avis seraient plus libres, plus réfléchis, moins copiés les uns sur les autres, et moins dictés par le désir secret de se faire valoir, ou le plaisir malin de contredire. Nous adoptons entièrement cette idée.

« Il serait bien à souhaiter, dit M. Rast, que tous les médecins fussent d'accord sur le traitement qu'on doit employer dans un cas donné; mais outre qu'il est malaisé de juger ce cas, je ne crois pas que l'on trouvât beaucoup de médecins d'accord. Voyez-les dans la même ville où on suce les mêmes principes, toujours en différends dans les consultations verbales, et ce qui est bien pis, dans les consultations écrites. Si les mélancoliques qui consultent à tort et à travers tous les médecins, avaient des idées moins noires, ce serait un spectacle bien amusant pour eux que celui de leurs contradictions. Je ne m'en suis pas rapporté sur cet article à ce que m'en ont dit les vieux praticiens qui passaient même pour avoir été heureux; je m'en suis rapporté à mes yeux, en suivant les malades dans les mains d'autres médecins, et surtout entre les miennes. »

Un autre médecin disait déjà: « Notre peuple de Montpellier, accoutumé depuis dix siècles aux médecins, n'en voit jamais quelques-uns assemblés qu'il ne s'écrie, avec un sentiment mêlé de crainte et de colère : Courpatasses ! Ah, corbeaux ! »

Cette frayeur du public à l'égard des médecins, semble être un aveu sourd des doutes qu'il a sur leurs principes; il est frappé d'un côté de la lucidité de leur théorie, et de l'autre, il voit mourir les malades quand une fois ils les ont entre les mains. Sont-ce donc les principes qui sont mauvais, ou ceux dont la mission consiste à en faire l'application?

Heureux les malades qui trouvent des médecins assez timides pour s'en tenir à la médecine d'expectation, et pour ne point les accabler par la multitude et la violence des remèdes! Le but principal de Bordeu, en donnant l'histoire de cette maladie, qui s'est terminée si heureusement, par les seuls efforts de la nature, n'a-t-il pas été de faire sentir combien il est dangereux, dans les maladies aiguës, de troubler la nature dans ses opérations, par des remèdes déplacés?

Selon les médecins dogmatiques des écoles, les fébrifuges les mieux éprouvés, — voire même le sulfate de quinine, — sont des remèdes avec lesquels on peut guérir presque toutes les fièvres; et quoiqu'on s'aperçoive bien des progrès que fait le mal, on ne soupçonne même pas que le traitement puisse y avoir part; on accuse la malignité de la maladie lorsqu'on ne devrait s'en prendre qu'à la maladresse du médecin. Mais le dogmatiste a un système. il a la certitude de ses principes, il marche suivant ces principes; le dogmatiste est inflexible, son principal axiome est celui-ci : « Périsse le malade plutôt qu'un principe! » La vérité de cet adage a été bien marquée dans la maladie dont il est ici question. Laissons donc au temps. ce coryphée des médecins, le soin de guérir les maladies; usons de peu de remèdes, et prenons

garde de nuire en voulant nous rendre trop nécessaires.

Mais, objectera-t-on, la marche de la nature n'est
pas toujours uniforme ; elle se plaît quelquefois à
déconcerter l'observateur le plus attentif, par des phénomènes dont il est impossible d'entrevoir la liaison
avec les causes dont ils dépendent. Quelle doit alors
être la conduite d'un médecin, quand des signes équivoques ne décèlent pas assez le caractère de la maladie ? Dans ce cas il faut s'en tenir, suivant la sage
maxime de Fernel, à un régime bien institué, jusqu'à
ce que la nature triomphe de la maladie, ou du moins
la manifeste ; cette *cunctation* est toujours nécessaire
dans les cas graves et douteux. Une conduite opposée, trop active et trop turbulente, en cherchant à
satisfaire à des indications incertaines, jette souvent le malade dans le plus grand danger.

Aucun médecin de bonne foi ne peut nier que, dans
un grand nombre de maladies, les phénomènes qui
les constituent ne paraissent le résultat d'efforts sa-
gement combinés et tendant au rétablissement de la
santé. Les médecins ont été de tout temps fort partagés sur la vérité et l'application de ces fameux apo-
phthegmes d'Hippocrate, par lesquels il subordonne
absolument les vues de l'art aux mouvements de la
nature ; il dit en plusieurs endroits qu'il *faut que le
médecin suive la nature et porte ses vues précisément au
même but qu'elle ; que le médecin n'est que le ministre de
la nature, et que c'est elle qui guérit les maladies.*

Tout le monde connaît la retenue et la modération
de Sydenham, aussi bien que le penchant qu'il avait
pour l'expectation, surtout dans les commencements
des épidémies. L'auteur des *Recherches sur le pouls par*

rapport aux crises s'est aussi partout attaché à comparer, d'après une scrupuleuse observation, la marche, les phénomènes et les événements des maladies livrées à elles-mêmes, ou traitées suivant les préceptes de l'art, avec toutes les diverses modifications critiques ou non critiques du pouls, observées pendant les différents temps, les divers degrés et les diverses tournures de ces maladies. Or, ceci se passait dans un moment où la découverte de la circulation du sang par Harvée occupait tous les esprits ; les connaissances qu'on en tirait entraînait l'esprit à prendre l'économie animale pour une pure machine aux jeux de laquelle on faisait servir les lois brutes de la mécanique ; et l'on crut que lorsqu'on aurait découvert les différentes routes que le sang prenait, on pourrait assujettir au calcul les lois de la vie et de la santé. On sait combien cette circulation a occasionné de mauvais raisonnements ! Combien elle a rendu les médecins inaccessibles aux bonnes et franches observations, faites sur les malades et sur le corps vivant, qui formaient le fond de la médecine ancienne ! On peut dire que cette découverte éteignit le goût pour l'observation, et inspira un dégoût général pour la doctrine des anciens. Les médecins ne voyaient dans la plupart des dérangements du corps humain que des obstacles au mouvement du sang. C'est à la saignée qu'on avait recours pour diminuer ces obstacles. Ce secours trop prodigué était restreint par les principes de l'auteur des *Recherches* à un petit nombre de cas ; ces principes ramenaient à la médecine expectante, présentaient de nouvelles vues à suivre, de nouvelles tentatives à faire, et surtout beaucoup d'abus à corriger.

Chaque siècle a ses découvertes; à défaut de la circulation du sang, n'avons-nous pas aujourd'hui le s'héthoscope, l'uromètre, le microscope, le pulsiloge et surtout le thermomètre? Quel est donc le médecin qui ne se croirait déchu de son titre de docteur s'il lui arrivait de faire une visite à un malade sans avoir un uromètre et un thermomètre dans sa poche?

Ces divers instruments n'ont-ils pas joué un grand rôle pour établir le diagnostic de la maladie de M. Gambetta; n'ont-ils pas servi de boussole aux médecins pour se conduire dans le traitement de cette maladie? Le rapport fait par M. Lannelongue l'atteste bien; à la vérité ce rapport est plein de formules, de calculs, de chiffres; il est plein de zigzags figurés sur le papier. Ce n'est assurément pas ce travail que Baron eût considéré comme « *digne du siècle d'Auguste par la beauté du style, et des jours les plus brillants de la médecine par la profondeur de la doctrine.* »

« Vouloir connaître, dit Bordeu, le degré de fièvre à la faveur d'un thermomètre ou au moyen d'un pulsiloge ou d'un pendule à pouls, machine puérile, dont l'application serait encore plus puérile, et que les praticiens regarderont toujours comme un ornement gothique qui ne peut qu'être rebuté par les vrais artistes. Cette précision peut amuser, mais elle n'instruit pas; elle a l'air de la science, mais elle n'en a pas l'utilité; ce n'est point par des calculs scrupuleux qu'on apprend à juger d'une maladie et à faire usage des remèdes; on devient en calculant timide, temporiseur, indéterminé, et par conséquent moins utile à la société : la nature a ses lois, mais on ne les compte pas, on ne saurait les classer. »

« Vous contenterez-vous, disait un autre médecin en s'adressant à M. de Haen, de nous parler du thermomètre de Fahreinheit dont vous faites usage ? Ah ! monsieur, que n'ai-je le temps de vous parler des aventures arrivées parmi nous au sujet du thermomètre, que de grands docteurs voulaient porter en pompe dans nos hôpitaux ! Je vous demande en passant un petit mot d'instruction sur cette importante matière. Apprenez-nous, une fois pour toutes (*ut tandem constet, an clinicam praxim illustret*), le maniement, je dirai presque l'exercice du thermomètre sur les malades. »

Nous avons toujours pensé que ce qu'on nomme les grandes découvertes dans la médecine, comme la circulation, les merveilleuses observations microscopiques dont on retire tant de fruits aujourd'hui, celles obtenues à la faveur du thermomètre, etc., n'ont presque servi qu'à satisfaire la curiosité des philosophes ; l'art de guérir n'en est devenu ni plus parfait, ni plus sûr ; et, nous ne craignons pas de l'avancer, le médecin qui nous a donné des règles de pratique déduites de l'observation et de la marche des maladies, a jusqu'à présent, mieux mérité de l'humanité que tous les faiseurs d'injections fines, tous les observateurs à microscope et manieurs d'instruments quelconques. L'étude des vieux auteurs nous apprendra à réduire à sa juste valeur tout cet appareil d'expériences futiles et d'étroits calculs dans lesquels on veut asservir la marche du médecin aux procédés du physicien, oubliant que l'un des plus beaux génies de l'antiquité a posé la limite éternelle entre leurs travaux lorsqu'il a dit : « où le physicien s'arrête, là le médecin commence. »

Il serait utile qu'un médecin proposât et fît connaître un jour les moyens les plus propres à délivrer la médecine de toute atteinte de la part des physiciens dont les travaux ne servent point à la résolution des énigmes du corps vivant.

Si la pratique de la médecine doit inévitablement subir le joug d'une méthode, il serait plus avantageux pour l'humanité, et plus consolant et plus honorable pour le médecin que la méthode expectante dominât; car il est un axiome dont le médecin ne doit jamais faire le sacrifice au lit du malade : *Noli nocere agendo*; et le savoir requis consiste dans l'observation plutôt que dans l'action, c'est-à-dire, à observer les progrès de la nature plutôt qu'à faire quelque chose. Car nous avons vu que la guérison des maladies aiguës dépend principalement de la coction et de l'évacuation, et est, à parler proprement, l'ouvrage de la nature seule ; il s'ensuit évidemment qu'on ne doit jamais interrompre la nature dans sa course, quand le travail de la coction et de l'évacuation de la matière fébrile avance comme il faut, et que l'art ne doit s'en mêler que quand la nature pèche à l'un ou à l'autre de ces égards; c'est alors qu'on pourra apprendre jusqu'où s'étend le pouvoir de la nature laissée sans secours. D'après ces principes, on voit que le médecin contribue plus à la guérison des malades en leur inspirant du courage et de la patience pour laisser à la nature le temps de les guérir qu'en employant des remèdes héroïques, et qu'il ne lui doit pas répugner d'admettre l'expectation comme base de sa thérapeutique.

Mais les malades reprochent quelquefois aux médecins qu'ils n'ordonnent rien, et ils leur demandent des remèdes; il faut convenir qu'à cet égard les ma-

lades ne sont pas toujours raisonnables, et que, s'il
est quelquefois permis de tromper, c'est surtout dans
ces circonstances. Il y a tant de remèdes indifférents;
il y en a tant qui, dans aucun cas, ne peuvent nuire,
qu'on peut hardiment les ordonner pour satisfaire le
malade. Une infusion de chicorée sauvage ou de bour-
rache peut aussi bien que l'eau simple, contribuer à
la guérison des maladies; ces remèdes du moins ne
peuvent pas leur nuire : tandis qu'on amuse ces malades avec ces petits secours, on gagne un temps précieux que la nature met à profit, et dont toute la
gloire revient au médecin.

Stahl fut si convaincu de l'inutilité des drogues et
de la puissance de la nature pour vaincre les maladies,
qu'il parvint dans sa vieillesse au point de n'ordonner,
pour toutes sortes d'incommodités et de maladies,
que quelques grains de sel marin. Stahl fut cependant
un grand et beau génie, et sa tête était meublée d'un
nombre infini de connaissances; mais il s'était entièrement voué à faire main basse sur toutes les inuti-
lités et sur les erreurs populaires dont on avait infecté
l'art dans des temps d'ignorance.

Les axiomes les plus sacrés parmi d'autres médecins, surtout parmi les mécaniciens, croulent entièrement devant les médecins expectateurs. C'est une
suite nécessaire du système de ces derniers. Les
expectateurs emploient peu de remèdes; ils croient
qu'ils peuvent nuire.

Ils aiment mieux ne faire aucun remède que d'en
faire de douteux. Ils comptent plus sur les ressources
de la nature que sur celles de l'art, surtout livré aux
égarements de l'imagination; et ils ne l'aident ou ne
la redressent jamais qu'à de très bonnes enseignes,

c'est-à-dire, lorsqu'il leur est évidemment prouvé que Je remède est dans le cas de produire un effet qui ne soit pas contraire aux intentions de la nature, ou du moins lorsqu'il y a beaucoup plus de probabilité à attendre un bon effet d'un remède que des efforts de la nature livrée à elle-même.

Le plan des expectateurs dans les maladies, c'est de n'agir qu'à proportion que la nature le demande. Telles furent toujours les vues des médecins observateurs, et telle fut leur pratique : faciliter la maturation d'une maladie, et amener les évacuations qui doivent la terminer, la simplifier le plus qu'il est possible, sans prétendre en changer l'espèce qui est immuable comme les divers poisons, et comme les plantes et leurs semences.

« Peu curieux, dit Bordeu, de remonter à la connaissance des premières causes qui font la vie, la santé et les maladies, les médecins qui ont pris la nature pour guide se contentent d'une histoire exacte de chaque maladie ; ils en suivent et observent la marche sans prétendre la déranger lorsqu'elle parcourt ses périodes et ses degrés avec précision ; ils se contentent d'essayer de la ramener à sa marche naturelle lorsqu'elle paraît s'en écarter.....

Cette médecine a pour principe fondamental une vérité de fait bien consolante pour la plupart des malades, et qui est aussi fort utile aux médecins ; c'est qu'il est incontestable que, sur dix maladies, il y en a les deux tiers au moins qui guérissent d'elles-mêmes, et rentrent, par leurs progrès naturels, dans la classe des simples incommodités qui s'usent et se dissipent par les mouvements de la vie.....

Telle fut autrefois une des parties les plus importantes de la médecine d'Hippocrate, et celle des anciens observateurs dont il suivit les traces : principalement bornés à la peinture des phénomènes de la santé, des maladies et de leurs divers degrés, ces observateurs fidèles firent autant de tableaux d'après nature en décrivant les divers états de santé et les phénomènes des maladies, d'où naquirent ensuite la fameuse doctrine des jours heureux ou malheureux, critiques ou non critiques; de même que les dogmes des évacuations finales ou des crises et des coctions.

Cette manière de peindre et de suivre les maladies donna encore naissance à des vérités immuables pour lesquelles les différents âges ont eu plus ou moins de respect, et que n'ont pu détruire de fameux détracteurs de cette doctrine qui l'ont attaquée à plusieurs reprises d'après le fameux Asclépiade, d'après Paracelse et Van Helmont, et d'après quelques modernes, principalement ceux qui ont été attachés sans réserve à la médecine mécanique.

Il n'était pas possible de cultiver cette médecine naturelle, contemplative, ou, s'il est permis de s'exprimer ainsi, ascétique, sans laisser marcher les maladies d'elles-mêmes, sans craindre de les déranger par des remèdes; aussi les médecins de cette secte n'eurent-ils de tout temps rien tant à cœur que de ne pas déranger la nature dans ses opérations; elle domine ou dirige les maladies; elle excite divers accidents pour se défaire de la cause principale, pour opérer la coction, pour déterminer les crises ou les évacuations; voilà les principaux axiomes des expectateurs. »

Voilà les paroles par lesquelles Bordeu caractérise la secte des médecins expectateurs; elles sont bien senties, on en conviendra, et qui pourrait prétendre ajouter quelque chose à ce langage ? Ce n'est pas nous assurément qui, déférant aux conseils de ce même auteur, n'avons fait, jusqu'à présent, que « d'essayer d'imiter l'abeille qui compose son miel des sucs combinés de différentes fleurs. » C'est pour conformer notre conduite à ce principe que nous avons si souvent puisé dans les ouvrages de Bordeu. On ne pouvait mieux choisir, croyons-nous. Cet illustre praticien, à qui la médecine a tous les jours de nouvelles obligations, était né pour enrichir la médecine, par son tact aussi délicat que sûr. Jamais ce grand observateur n'eût donné un nouveau jour à l'ancienne médecine, en montrant l'accord des *Prénotions de Cos*, avec les vrais principes de la physique des corps animés, si, entraîné par le torrent, il eut considéré l'homme à l'instar de nos mécaniciens modernes, qui puisent les principes qui les dirigent dans leur pratique dans les sciences étrangères à la médecine ; mais il s'apercevait trop bien du défectueux de la théorie ordinaire, pour ne pas bâtir la sienne sur l'observation pure et simple du corps en santé et en maladie. S'il pouvait renaître de ses cendres et vivre au milieu des égarements des procédés de la médecine scientifique de notre époque ; quel contraste pour un disciple qui a sucé les principes de la doctrine lumineuse qui éclairait la pratique d'Hippocrate, et vu de ses propres yeux les prodiges qui en étaient l'effet heureux et constant !

D'après cela on pourrait croire que c'est au temps à présent, qui plus tôt ou plus tard ne manque jamais à la vérité, à triompher de la résistance que la volonté lui oppose. Mais il est des temps où la vérité rencontre autant d'opposition, que l'erreur a de suffrages; mais la dernière périt enfin par l'excès de son étendue.

Le professeur de l'Hôtel-Dieu, en se traînant sur les pas des médecins expectateurs, nous offre un exemple que les préjugés antiques ont encore certains droits sur les hommes. La vérité a souvent besoin de contrastes pour paraître dans un plus beau jour; ce n'est, en effet, que le choc du caillou et de l'acier qui en fait jaillir les étincelles.

L'observation a donc appris aux médecins expectateurs que chaque maladie a sa marche et sa révolution, ou un espace de temps qu'elle parcourt; qu'elle a ses temps d'accès et de durée, qu'il est, pour ainsi dire, impossible de changer.

Que souvent c'est en vain que l'on bourre de remèdes actifs les personnes atteintes de maladies aiguës; ces maladies ont une marche à suivre, et le temps de la révolution qui doit les terminer arrive plus tôt ou plus tard, selon la cause et la nature de la maladie.

Que les remèdes ne doivent être employés qu'à titre de secours propres à remettre la nature dans sa voie; qu'ils doivent la mettre à portée de continuer la coction ou la maturation des maladies, lui donner la liberté de préparer et d'opérer les évacuations critiques au temps marqué pour ces opérations, lui laisser les forces nécessaires pour choisir les organes destinés à chaque espèce de matière, pour vaincre les obstacles et pour faire des efforts victorieux.

Que le devoir du médecin est de se préserver de tout esprit de système, de s'appliquer à connaître les cas où il doit agir, et ceux où il doit être simple spectateur, et d'éviter surtout l'excès dans lequel tombent ceux qui violentent la nature ou ne lui prêtent pas assez de secours, parce qu'ils n'ont pas une connaissance exacte ou suffisante du caractère des maladies, de leurs temps, de leur marche, de leurs symptômes, en un mot de l'art de guérir; qu'il doit savoir qu'il vaut souvent mieux, dans un cas douteux, se prêter aux mouvements de la nature qui vient heureusement à bout, à la longue, de ce que l'art semblerait devoir faire en un seul coup.

Jusqu'à quand donc les médecins, négligeant de prendre la nature pour guide, dans le traitement des maladies, s'exposeront-ils à se faire reprocher le courage et la licence de substituer une méthode impuissante, infidèle et mensongère, aux règles de l'art que dictent le bon sens et la marche simple de la nature? Ceux qui se contenteraient de suivre leurs idées, leurs systèmes, et non la nature, ne pourraient que former d'inutiles ou de dangereux romans, fort éloignés du but qu'on doit se proposer.

Mais qui oserait prendre sur lui de s'opposer de front à l'activité de la méthode reçue? Qui oserait se flatter de trouver le moyen de concilier les dogmes de la médecine moderne avec ceux de la médecine ancienne? Les praticiens qui se conduisent par les découvertes du siècle, au point de leur confier leur méthode, et avec elle la vie des malades, n'auraient point à se plaindre de ces tentatives. Mais ceux-ci, toujours pressés d'agir et d'aller au-devant de tous les accidents, ne cessent de s'efforcer de gagner les devants à une maladie, et de l'arrêter dès ses premiers accès et dans son commencement; les expectateurs, au contraire, attendent patiemment que les accès s'usent les uns par les autres, et qu'il en arrive enfin un décisif et victorieux qui décide la guérison. Peut-on imaginer une conduite plus opposée ?

La pratique de ces derniers donne un relief très remarquable à leur manière de laisser marcher les maladies suivant leur cours naturel, au projet qu'ils ont d'attendre les crises, et de laisser toujours le principal de l'ouvrage à la nature : elle éclaircit la marche qu'on doit tenir dans toutes les autres maladies. La nature guérit les maladies, disait Hippocrate, et ont dit mille médecins après lui. Les modernes se sont imaginé de pouvoir se jouer de la nature et l'asservir à leur gré, soit en la ramenant toujours au point de vue auquel ils se placent, soit en l'arrêtant dans une infinité d'autres chemins, que ce grand maître, ce guide qui ne saurait s'égarer, prend et nous indique de prendre dans le dédale obscur des maladies. Elle se dérobe aux yeux des plus clairvoyants, et se fait un jeu de tromper ses plus habiles scrutateurs. A quels égarements ne s'exposent donc pas ceux qui cherchent presque à lui donner des lois et veulent l'assujettir à leurs caprices? Mais suspendons ces réflexions, pour nous borner à faire sentir les suites funestes et inévitables de pareilles prétentions; et sans nous amuser à déplorer le triste sort des malades qui auraient le malheur de réclamer les secours des médecins, séduits par la fausse vraisemblance de leurs systèmes, cherchons plutôt à prévenir ces dangers.

« Dans le traitement des maladies aiguës, il y a deux écueils principaux où vient échouer trop souvent la science médicale. Tantôt c'est une abondance excessive, un encombrement de remèdes; tantôt, et plus souvent encore, c'est leur administration intempestive, sans règle et sans méthode. Voilà deux sources d'où découlent à la fois d'innombrables inconvénients pour les malades, des perturbations sans fin dans les périodes morbides, et d'incroyables transformations des maladies elles-mêmes ; or, il ne manque point d'ignorants médecins qui attribuent ces phénomènes à la nature de la maladie, au lieu d'en accuser le vide et l'inconsistance de leur thérapeutique spéculative. Mais l'avenir, il faut l'espérer, finira par éclaircir tout cela.....

Puisque nous en sommes sur le sujet des maladies aiguës, essayons de montrer en passant combien elle est grave l'erreur de ces médecins qui viennent tourmenter les maladies aiguës et inflammatoires, et qui font si bien avec tous leurs remèdes, que la nature enfin, ne sachant plus que faire, tiraillée d'un côté par la maladie, de l'autre par les médicaments, doit finir nécessairement par succomber dans la lutte. Et ces résultats n'ont rien que de naturel. Examinons, en effet, la marche des maladies aiguës, celle des fièvres surtout ; fort souvent elles guérissent toutes seules : c'est ce qu'on voit tous les jours chez les pauvres et chez les gens de la campagne ; ce même bouillonnement des humeurs, qui est la source de la fièvre, est aussi le moyen qui détermine en un temps donné la coction et l'élimination de la matière morbide. Or, cette élimination, c'est à la nature seule qu'il appartient de la faire, et voilà pourquoi le traitement des fièvres aiguës est un écueil où les médecins viennent échouer mille fois plus souvent et plus dangereusement qu'ailleurs. Une si grande quantité de remèdes, ou des remèdes donnés avec si peu de méthode, finissent par jeter dans les mouvements si réguliers de la nature le trouble et le désordre : au lieu de diminuer, la fièvre augmente, les crises n'arrivent pas au moment déterminé, et le malade, trop faible pour résister à tant d'assauts, va tout droit à la mort ou aux maladies chroniques.....

On voit même quelquefois l'administration imprudente ou intempestive d'un purgatif, d'un fébrifuge ou d'un autre médicament quelconque, augmenter tout à coup certaines fièvres, en doubler la violence et livrer même un passage à la mort, en jetant dans les humeurs un désordre extrême, infiniment nuisible à la régularité des mouvements de la nature. Ce sont là des accidents que nous avons vu souvent arriver dans les fièvres intermittentes.....

Que font-ils, en effet, tous ces hommes qui ignorent les principes de la médecine antique ou qui les calomnient; que font-ils d'un bout à l'autre des maladies, si ce n'est d'écraser le malade sous le poids de tous leurs remèdes, purgatifs, diaphorétiques, saignées, spiritueux, employés aveuglément, sans prudence et sans méthode? Comment veut-on après cela que les humeurs, perdues pour ainsi dire dans la mêlée de tout cela, puissent accomplir en un temps donné la grande affaire de la dépuration critique? Au milieu d'une agitation qui ne finit pas, la crise ne se fait point, elle est remplacée par de tristes métastases, et, de cette façon, nous ne retrouvons plus chez nos malades ni les crises, ni les jours critiques, ni aucune autre des lois que l'antiquité nous a transmises comme étant l'expression des mouvements de la nature dans les fièvres.....

Les médecins de nos jours, au contraire, soit dédain, soit ignorance de ces sages préceptes, harcèlent le malade pendant toute la durée de la fièvre, l'accablent sous le poids des remèdes, et font si bien qu'une maladie naturellement simple et bénigne finit par devenir entre leurs mains une maladie chronique ou mortelle. »

Il est donc permis de déduire de ces beaux passages de Baglivi, que tout ce qui arrive dans les maladies par l'action de la nature et par ses développements, doit servir aux médecins de leçon et de règle pour faire de même; qu'elle opère souvent seule les guérisons, et qu'elle a chez elle des moyens puissants pour le faire dont on aperçoit les effets en y faisant attention. Toujours uniforme dans ses moyens et dans sa fin, elle échappe à nos recherches par sa simplicité même. Faute d'assez de délicatesse dans nos sens pour saisir ses commencements, pour apercevoir les premiers pas de sa marche, nous ne pouvons la suivre dans ses détails; et du moment que nous croyons lui arracher son secret, elle se dérobe à nos regards, et ne nous laisse que ténèbres et obscurité. La nature agit toujours avec beaucoup de règle; mais nous ne jugeons pas comme elle agit, dit le sage Fontenelle : c'est ce qui serait cependant bien à désirer dans un art aussi important que celui qui a pour objet la vie des hommes.

Asclépiade prétendait cependant qu'un médecin devait diriger et décider la nature, de laquelle il n'y avait pas à attendre plus de bien que de mal : il blâmait l'inaction, l'expectation d'Hippocrate et de ses sectateurs, dans les maladies; mais lorsqu'il s'agissait d'en venir à l'application des remèdes, il était obligé de modérer ses prétentions : il avait recours à des remèdes doux qui ne pouvaient déranger la nature. « Ce médecin, dit Bordeu, appelait cette médecine d'expectation, *méditation sur la mort*, ce qui a été souvent répété et l'est tous les jours, sans que les médecins expectateurs s'en fâchent ; ils ne croient pas renoncer à leurs principes pour un bon mot qui ne remue que les têtes légères et frivoles : ils pourraient assurément rendre la pareille aux médecins qui ne pensent pas comme eux, et qui prétendraient semer des doutes sur leur doctrine immuable, comme les lois sur lesquelles elle est établie.

Ils diraient qu'il vaut mieux méditer sur la mort des malades attaqués d'une maladie mortelle, que rendre mortelle une maladie qui se serait guérie d'elle-même si on n'avait eu la fureur de la harceler par des manœuvres inconsidérées, et par l'application hasardée de cent remèdes essayés sur des indications imaginaires, et adoptés sur de vains et puériles témoignages. »

Cet intarissable Bordeu va encore nous prouver qu'il y a de l'art et du mérite à savoir choisir les moyens les plus simples, pour en déduire des vérités importantes, et en faire une application heureuse à son objet. Nous le connaissons suffisamment maintenant pour être convaincu qu'il ne sait pas déférer à l'opinion vulgaire, quelque accréditée qu'elle paraisse être par le nombre et les qualités de ses partisans, dès qu'elle est réfractaire aux lois de l'évidence.

« Les Serane, père et fils, dit Bordeu, étaient médecins de l'hôpital de Montpellier. Le fils était un théoricien léger, qui savait par cœur et qui redisait continuellement tous les documents de l'inflammation, comme ces enfants qui vous répètent sans cesse et avec des airs plus ou moins niais : *La cigale ayant chanté tout l'été*, etc., *Maître corbeau sur un arbre perché*, etc. Serane père était un bon homme qui avait été instruit par des grands maîtres. Il avait appris à traiter les fluxions de poitrine avec l'émétique; il le donnait pour le moins tous les deux jours, avec ou sans l'addition de deux onces de manne. C'était son grand cheval de bataille. Je lui ai vu lâcher plus de mille fois, et partout et pour tout. Le fils se proposa de convertir le père et de le mettre à la mode; c'est-à-dire, de lui faire craindre la *phlogose*, *l'éréthisme*, les déchirures des petits vaisseaux. Le cher père tomba dans une espèce d'indécision singulière : il ne savait où donner de la tête. Il tenait pourtant ferme contre la saignée; mais lorsqu'il était auprès d'un malade, il murmurait et s'en allait sans rien ordonner. Je l'ai vu à plusieurs reprises apostropher son fils avec vivacité et lui crier, lorsqu'il aurait voulu donner l'émétique : *Mon fils, m'abès gastat! Mon fils vous m'avez gâté!* Jamais cette scène singulière ne sortira de ma mémoire. Je lui ai bien de l'obligation, et les malades de l'hôpital lui en avaient aussi beaucoup. Ils guérissaient sans être presque saignés, parce que le vieux Serane n'aimait pas la saignée; et sans prendre l'émétique, parce que le jeune Serane avait prouvé à son père que ce remède augmente l'inflammation. Les malades guérissaient, et j'en faisais mon profit. J'en concluais que les saignées que Serane le fils multipliait lorsqu'il était seul, étaient tout au moins aussi inutiles que l'émétique réitéré auquel Serane le père était trop attaché. »

Cet exemple ne suffit-il pas pour prouver que la doctrine d'Hippocrate ne trompe pas lorsqu'on livre la nature à elle-même. C'est pourquoi Bordeu n'adopta jamais ces méthodes extrêmes qui tyrannisent la nature sans la rendre plus docile ; il gémissait en voyant ceux-ci glacer, ceux-là incendier les malades. Le pouvoir de la médecine lui parut toujours subordonné à celui de la nature. C'est pour cela que l'empirisme qui se flatte de la maîtriser, lui était suspect ; il ne voyait dans ses prétentions qu'une erreur dangereuse, lors même qu'elles n'ont pas pour objet d'abuser de la crédulité des hommes.

Trop attentif à examiner la marche de la nature, pour n'avoir pas appris à évaluer ses forces, il était pénétré de cette vérité, que s'il y a des maux que la médecine peut guérir, il y en a beaucoup qu'elle ne peut que soulager ; que la médecine a autant de gloire à ne pas tenter de guérir les uns, qu'à opérer la guérison des autres ; que trop souvent son ministère se borne à donner le change à l'impatience inquiète des malades, à composer avec leur imagination et que beaucoup d'entre eux, surtout ceux d'un certain rang, ont, selon la maxime à la vérité trop générale de Pétrone : « *Medicina nihil aliud est quam animi consolatio* » encore plus besoin de consolation et d'amusement, que de remèdes. Aussi, en voyant ce grand nombre de cours dans tous les genres qu'on proposait tous les jours, ce médecin disait souvent : *Ne fera-t-on jamais un cours de bon sens ?*

Il vaut donc mieux commettre le soin de la guérison des malades à la nature, qui s'en acquitte souvent avec moins de trouble que les médecins avec leurs remèdes ; ceux-ci doivent savoir maintenant qu'il est toujours dangereux de la déranger dans ses opérations ; ils deviendront donc les spectateurs oisifs de la maladie ; ils verront agir la nature, ils jugeront de ses ressources, et ils apprendront à guérir presque sans remèdes. On dira peut-être que les malades n'appellent les médecins que pour avoir des remèdes dont ils attendent la fin de leurs souffrances, et que bientôt, s'il fallait nous en croire, les médecins deviendraient inutiles, et la médecine n'existerait plus que dans les livres. En désapprouvant la quantité et l'abus des remèdes, nous n'en blâmons pas l'usage ; nous disons seulement qu'il faut être plus sobre, plus circonspect dans l'application de ceux qui sont actifs ; que cette application exige nécessairement un examen bien circonstancié du temps, du jour et du moment de la maladie. Le temps renferme l'occasion, et l'occasion n'est qu'une petite partie du temps, a dit Hippocrate.

Hérophile disait déjà que « les médicaments n'étaient rien, ou qu'ils étaient les mains des dieux, selon qu'on savait les employer. » La cause que le vin devient un remède, n'est-ce pas celui qui trouve la méthode de le donner à propos ?

Nous disons seulement que les médicaments ont, dans leur dispensation, un terme au delà duquel la prudence ne permet pas d'aller : que peuvent par eux-mêmes les remèdes, sans les connaissances qui en démêlent les vertus, et cette prudente application, qui en fait le mérite. Les plus grands remèdes ont des exclusions et n'ont point de règles générales. On ne doit jamais perdre de vue que les médicaments n'agissent sur le corps vivant qu'en ramenant l'ordre naturel de ses mouvements, en ranimant les sentiments de la vie, et en remettant la nature sur la bonne voie. Mais l'idée d'absorber, de corriger, de changer la qualité dominante de nos humeurs, a fait croire que les médicaments étaient propres à cet effet ; les

anciens n'ont point connu tout ce fatras de médicaments terreux dont les modernes surchargent si inutilement l'estomac des pauvres malades, et ce n'était
point d'après de pareilles spéculations qu'ils se dé-
terminaient dans l'application des remèdes.

On rit ici de ces théoriciens légers et sans expérience, qui calculent les effets des remèdes et des révolutions qu'ils déterminent d'après leurs petits systèmes. On ne rappellera que pour mémoire le système par lequel un certain Alchindus prétendait
expliquer et même déterminer les vertus des remèdes, conformément aux règles de l'arithmétique et
de la musique.

L'analyse chimique appliquée à la connaissance de
la composition des médicaments ne peut pas mieux
servir à expliquer leurs vertus : la pratique de la médecine nous apprendra toujours que l'observation
seule peut nous mettre à portée de juger de l'effet
des médicaments, et que, quelque bien connue que
soit leur nature, on n'en peut rien déduire pour découvrir leurs vertus médicales avant l'application.

Est-il un remède, quelque excellent qu'on le suppose, qui ne devienne un poison par l'effet d'une application vicieuse : il n'y a souvent d'autres diffé-
rences entre les poisons et les remèdes, que celles de
la dose, de la préparation, et de quelques autres circonstances tirées du sujet. Le vrai médecin sait qu'on
court risque de s'égarer et de fourvoyer les autres
lorsqu'on ose attribuer à des remèdes des effets que
l'observation médicale n'a pas constatés

Lorsqu'on considère le grand nombre de formules
qu'on trouve dans les livres d'aujourd'hui, on est tenté
d'admirer les richesses de l'art; mais lorsqu'on les

compare ensemble, et qu'on apprécie leur vertu au poids de l'expérience, on trouve que ces richesses ne sont pas aussi réelles qu'elles le paraissent. Le praticien en est souvent réduit à comparer les effets des médicaments; le bien ou le mal qui en résulte justifie leur choix, et la cure d'une maladie dépend plutôt du choix et de l'emploi des remèdes, que de leur nombre : en l'abondance est la pauvreté, et la multitude annonce la disette des bons. Il en est des remèdes, dit Vedelius, comme des amis, nous en estimons mieux un bon que cent mauvais.

Mais comme les remèdes ne sont efficaces qu'autant que la nature les rend tels, en secondant elle-même leur action, il est donc nécessaire, pour l'effet heureux et complet d'un remède, que la nature se prête à son action : et lorsqu'on entend tous les jours répéter les succès des remèdes qu'on emploie, surtout dans les maladies aiguës, on ne peut pas toujours décider bien clairement, que ces heureux succès soient dus aux remèdes plutôt qu'à la marche naturelle de la maladie. Il ne faut jamais perdre de vue ces sortes de réflexions dans l'évaluation des remèdes; elles sont pourtant bien négligées aujourd'hui. Rien ne démontre mieux l'heureux accord de l'art et de la nature, ainsi que l'utilité et la nécessité des remèdes, que les changements favorables dont ils sont suivis.

Aujourd'hui tous les bons et grands remèdes sont réputés venir des chimistes, et ne sont pour la plupart que des préparations des métaux, dont la main de l'artiste qui les prépare varie si souvent l'efficacité, et dont les dangers sont peut-être encore plus grands que les vertus! Tous les jours les malades avalent le bromure et l'iodure de potassium, les sels d'arsenic et de mercure, qui sont les plus employés parmi ces médicaments, comme ils prennent un billet de loterie : le succès en est encore plus douteux. Quelle confiance aveugle ! ou quel mépris de la vie !

Que nous sommes loin de l'époque où la médecine, suivant Saumaise, ne consistait que dans la connaissance des plantes et dans l'observation de leurs vertus. Les médicaments végétaux l'emportent sur toutes les préparations chimiques, et suffisent bien pour remplir toutes les indications qui se présentent dans la cure de toutes les maladies. Pline n'a-t-il pas dit en parlant des plantes vulgaires : « Nous foulons aux pieds beaucoup de plantes dont nous élèverions les vertus jusqu'au ciel, par nos éloges, si nous en connaissions le prix. »

Aucune des substances appartenant à cette classe de remèdes n'est dépourvue de force : c'est à l'homme de l'art à la savoir développer. Le principe de vie qui caractérise et anime les êtres vivants, loin de permettre d'ailleurs aux corps dont il s'empare pour ses usages, ou pour remédier aux désordres du mouvement des organes, de développer leurs propriétés, les force, au contraire, de prendre les siennes. C'est donc le principe vital ou ce qui revient au même le principe sensitif qui est un des attributs des êtres qui sont doués de la vie, qui travaille, qui développe l'activité particulière dont jouissent les substances tirées des végétaux. Ainsi, les aliments qui nous soutiennent, s'ils étaient abandonnés à eux-mêmes, quelque mélange, quelque combinaison qu'on leur fit subir, ne produiraient jamais du chyle ni du sang ; il faut nécessairement que le principe vital préside à leur décomposition, et leur imprime son sceau, pour les mettre en état de devenir partie de nous-mêmes.

L'usage, l'application, le nombre et les espèces de remèdes durent donc nécessairement être renfermés dans d'étroites bornes chez les médecins expectateurs. Bien élevée au-dessus des préjugés des écoles, la raison n'en estime pas moins le médecin attaché à cette secte; elle ne le croit ni moins éclairé, ni moins utile, ni moins nécessaire lorsqu'il attend en épiant le moment d'agir, que, lorsque profitant du fruit de son expectation, il agit par les moyens les plus énergiques. Désarmé comme un juge, ce médecin n'est pas moins respectable dans l'inaction que lorsqu'il prescrit l'emploi de ces instruments dont ceux qui le secondent sont les dépositaires, et dont ils pourraient, livrés à eux-mêmes, abuser à tout moment, par cela seul qu'ils les ont entre leurs mains. Son principal objet consiste surtout à bien connaître l'économie animale, ses fonctions, afin, si elles se dérangent, de les rétablir suivant les lois invariables de la nature qui prend la voie la plus simple et la plus courte pour dompter la maladie.

Le médecin n'étant que le ministre de la nature, et son interprète, sa fonction, pour la faire agir selon ses vues, est d'examiner la route qu'elle a suivie, et celle qu'il convient qu'elle prenne; sans quoi la nature est rebelle à ses ordres; il lui fait souvent changer de ton au détriment du malade. Il est donc du devoir du médecin, s'il ne veut pas l'être seulement de nom, de la suivre pas à pas, de ne pas la contrarier, de saisir les voies qu'elle a démontrées être les plus faciles pour chasser ses ennemis; ne nous écartons donc jamais de la nature; découvrons-la à travers l'obscurité dont elle s'envoloppe, par ses mouvements et par les effets qui en résultent; enfin, comme elle tend toujours à se débarrasser de ce qui blesse ses fonctions, nous devons donc chercher tous les moyens de répondre à ses vœux.

En évitant les réflexions qu'on peut faire sur la cause, les symptômes, les accidents, le temps et la terminaison des maladies, les circonstances qui les accompagnent font connaître que la nature ne fait rien par saut; qu'elle est sage, prudente et économe dans ses opérations; que souvent elle n'agit qu'à pas lents et veut être amenée par degrés au but qu'elle se propose.

Mais dans un siècle où souvent la singularité des idées fait tout le mérite, cette simplicité de la nature dans ses opérations révolte les esprits. Les fauteurs des systèmes modernes ont voulu apprécier les doctrines anciennes avec leurs hypothèses; ils ont combattu leurs préceptes appuyés sur des faits par des principes qui dépendent de l'opinion, et ils ont été plus empressés de donner des idées que de fournir des observations; comme si c'était à notre imagination que la nature eût remis ses mouvements et sa conduite. La pratique des anciens, ces grands maîtres qui n'avaient de modèles qu'eux-mêmes, n'était ni problématique, ni spéculative. Si nous ne pouvons la justifier en détail, du moins n'avons-nous pas droit de la condamner toute, puisqu'ils connaissaient tous les secours que nous avons. Nos succès sont-ils plus grands que les leurs? Trouvons-nous une convenance plus intime entre la marche de la nature et les procédés de notre art?

Suivons donc les traces de la nature; elle est admirable dans ses opérations; délaissée à elle-même, privée de tout secours, elle a des ressources inconnues aux yeux de l'art, que le plus souvent on ne saurait prévoir, et auxquelles on ne peut suppléer que très difficilement. Hippocrate, suivant la méthode qu'il avait adoptée, laisse paraître les mouvements de la nature et les nuances de ces mouvements, d'une manière bien plus sensible, que lorsqu'on ne cesse d'appliquer des remèdes, et de tâcher de s'opposer à tous les accidents; méthode pleine d'agitation et d'efforts inutiles...

Heureux les malades dans lesquels les remèdes sont indifférents, et seulement propres à amuser les assistants, nourrir leur superstitieux espoir, et servir à l'emploi des drogues!

Mais n'attendez pas, dit-on, patiemment que la nature subjuge les maladies par ses seules forces; ne vous amusez point à exciter de prétendues crises. Nous maîtrisons la nature, nous! C'est ainsi que parlaient les Asclépiade et les Van Helmont; et c'est ainsi qu'il faut parler, quand on pense de même. Qu'est-ce que peut l'art? Qu'est-ce que peut le meilleur tempérament, contre la ligue de ces adversaires, dont l'impéritie est telle, qu'ils font servir, à la destruction même du sujet, la supériorité de ses propres forces? Et serait-il raisonnable de faire prévaloir les prétentions de ces enthousiastes, aux règles de la nature, qui ne reçoit de lois de personne, et qui, au contraire, soumet tout le monde à son pouvoir?

Ces lois, que voudraient dicter au bon sens, ces adversaires des opinions anciennes, n'ont jamais pu étendre leur autorité sur les mouvements et les ressorts de la nature, à qui seule appartient le droit de fixer un temps convenable, pour la guérison des maladies. Quels avantages! quels brillants secours le médecin obtiendrait de son habileté, si, moins prévenu en faveur de l'art, souvent fautif, incertain et infructueux, il s'occupait plus sérieusement à suivre les routes que trace à ses yeux la nature ingénieuse?

N'avait-on pas le droit d'espérer que la révolution opérée dans la médecine, par les principes des médecins expectateurs, fixerait à jamais les idées des médecins sur le pouvoir de la nature dans la guérison des maladies; et que désabusés des folles prétentions des détracteurs de la doctrine d'Hippocrate, les médecins ne compteraient plus sur le pouvoir unique et assuré de leurs remèdes, ou de leurs secrets? Serait-il donc possible qu'après avoir lu et médité les œuvres du fondateur de l'art de guérir, les vrais médecins disent encore de la médecine: il ne lui manque qu'un observateur?

TABLE

Paris. — MOQUET, imprimeur breveté, rue des Fossés-St-Jacques, 11

PARIS. — IMPRIMERIE MOQUET, RUE DES FOSSÉS-SAINT JACQUES, 11